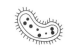

# 藥學系學什麼

除了藥理學、藥劑學、生藥學……，永遠學不完的藥命人生。

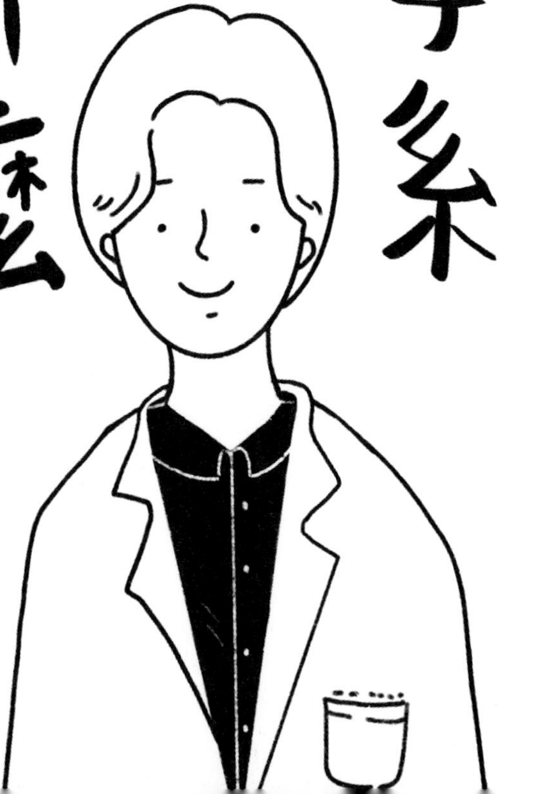

藥學系邊緣人 著

# PREFACE
# 作者序

在此聲明，本書所有言論與想法謹代表我本人——「藥學系邊緣人」的個人立場，與所有藥師無關。

這個出書機會對我而言來得太快，我還不夠「無私」到能以出書的方式來分享我的創作。

我就是那種最自私的作者，只在乎自己喜歡什麼、我在乎的讀者群喜歡什麼，以致於到最後都無法放手。因為出書的一切都很吸引人，在沒有考量自己文筆是否夠好、出書後的結果自己是否能承擔下，就簽了合約。無論如何還是很感謝出版社給我這個機會，雖然我不夠有名，無法讓出版社完全信任我，但經過這次經驗，讓我知道自己要的是什麼，也認清自己該往哪個方向走。

謝謝編輯與參與這本書製作的所有出版社同仁，我真的該死。謝謝所有在社群網站上給我鼓勵的讀者，沒有你們不會有這本書。謝謝要我堅持己見的學姐，妳的建議永遠最中肯。也謝謝我的家人，養大我並無形中給予我能夠出書的素材。雖然大部分家人都不知道我出書。

這個出書機會對我而言也來得太慢，我最希望能夠看到我出書的人，已經不在了。

身為理科學生，在高中時應該會不只一次懷疑：「為什麼我們還要上國文課？」基本的閱讀、寫作能力都養成了，其他國學常識、論語經典除了應付考試還有什麼功用？當時擔任國文老師的班導像是看透我的想法，在某次課堂上不經意說出為什麼我們還要繼續接受國文教育，因為老師本身就是用「理科腦」在教國文，所以她總是能找到我的盲點。

老師對我說過：「你就像龜兔賽跑裡面的兔子，每次寫作文前三十分鐘都在發呆，剩十分鐘才開始振筆疾書，結果都虎頭蛇尾，最後一段都亂寫！」

老師，即使出書也一樣，我覺得我還是不會寫最後一段。

僅以此書獻給影響我最深的老師，nsmv。

藥學系邊緣人

CONTENTS 目錄



CHAPTER 01

## 推開藥學大門前

在還沒呱呱落地之前，就與藥學結下很深的淵源……



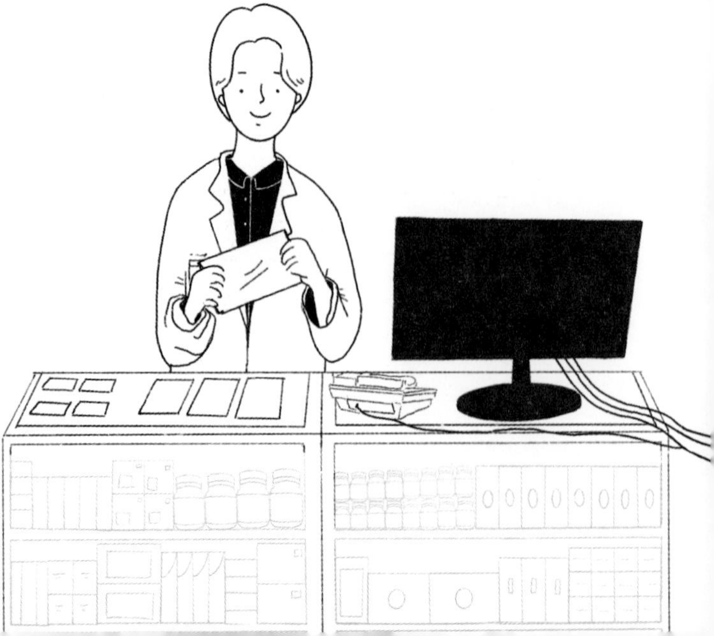

CHAPTER 02

## 藥學系初心者

**考上藥學系後，一連串魔王級的大考驗正等著你……**



CHAPTER 03

## 藥師職場求生記

**面對群魔亂舞的醫療現場，得要使出最專業的能力。**

# CHAPTER / 01

# 推開藥學大門前

## 出生就來當藥師

在還沒呱呱落地之前，
就與藥學結下很深的淵源……

# 最有戲的藥學世家

## 三代藥師同堂

阿嬤說人不可能不生病，所以開藥局是不會倒的；就像貴族世家不會倒，藥學世家應該也能夠屹立不搖。

沒有什麼事吃一顆抗組織胺解決不了，如果有，那就吃兩顆。「流鼻水吃紅色的，皮膚過敏吃白色的，一顆沒效吃兩顆，不可以吃到第三顆。」除了可用於一般過敏症狀外，有的還有抗暈車、止吐的功效，嗜睡的副作用可以比較好睡或上課被老師罵，如果吃到跟你八字合的，可能還會有幸福的錯覺感。

小時候的我是個過敏兒，碰到特定過敏源就會臉上長一包。有一段時期特別嚴重，不用碰到什麼東西，只要太陽下山，嘴唇跟手指都會腫得跟香腸一樣，像被史瑞克附身。母親這時就會塞給我一顆抗組織胺，吃下去後大概一個小時，史瑞克就會自己退駕。

後來被附身太頻繁，我索性自己拿藥來吃，吃著吃著，家裡抗組織胺那區藥試過一輪，學會皮膚癢吃三角形的、坐長途車之前吃圓形的、被附身時吃粉紅色的，最後還發現有一種吃了特別chill，從此這顆藥便成為我過敏時，大會唯一指定用藥。好險長大後過敏好很多，不然真的會吃抗組織胺吃到進勒戒所。

藥學與我的淵源很深，若要認真追溯，可以從我還沒出生說起。

## 仙姑與藥師的關聯

「你這樣是有驚到，要收驚。」

曾祖母是村裡小有名氣的仙姑，只要看手相就知道有沒有受驚，當時好多人遠道而來就是為了要給曾祖母收驚。

仙姑在大家的想像中通常是那種拿著拂塵、隨時會被上身、逼人喝符水、口頭禪是「你今年會有血光之災」的人物，但我曾祖母只是一個生活單純的老人，依據老祖宗的傳承，用草藥幫人治皮膚病、以收驚來讓夜夜哭啼的嬰孩能一夜好眠，所以事實上沒有人叫她「仙姑」，都叫她「阿嬤」或「先生娘」。（台語醫師娘之意，但曾祖父不是醫師，所以應該是指女醫師的意思。）

好險台灣不流行狩獵女巫，不然會收驚、看手相跟上山採藥治病的曾祖母，在歐洲絕對會被綁起來燒。

從小跟曾祖母一起上山採藥的母親，原本以為自己也可以當一位仙姑，但是，要當仙姑也要有那個命，沒仙姑體質的母親，只能去考藥學系，看能不能當個新時代的仙姑。

「曾祖母上山採的藥，後來都出現在我的中藥學課本裡。」

從神農嘗百草到現在能用儀器分析草藥的成分；從曾祖母上山採藥到母親當藥師，其實探討的都是同一件事——藥學。

## 母親的藥學奮鬥史

隨著時代演進，愈來愈多新藥出現，藥學系要唸的書也只會愈來愈多、愈來愈難。但藥學系一直以來都不好讀，即使是我媽那個年代，那個藥物種類比我們現在還少很多的年代。讀書期間永遠住校的母親，因為晚上宿舍會熄燈，所以只能去借路燈的光讀書，最後近視超過一千度。

母親講完這個故事後，我認真覺得長輩怎麼都那麼愛胡謅，在馬路上效仿鑿壁偷光？都不怕被路人打嗎？而且為什麼熄燈後不能用檯燈？應該只有近視超過一千度是真的吧？

母親畢業後辛辛苦苦考取藥師執照，卻不知道要去哪找工作，後應同學邀約就一起去北部醫院應徵藥師。

當時藥師的工作不好找，醫院的錄取率聽說是三十取一，結果我媽說第一名沒去報到，所以她就候補上了。聽起來像是曾祖母下了咒，不知道第一名現在還活著嗎？總之母親順利進入林口長庚工作，我不知道當時林口長庚是不是台灣業績最好的醫院，但工作絕對不輕鬆。不過母親談起在醫院的工作，我沒有聽過她說辛苦，反而是上班多快樂、多充實，還跑去外面診所兼差，不只配藥，還會幫病人打針（應該過追訴期了，請不要來抓她），非常努力地養活自己也寄錢回家。

劇情突然急轉直下，母親後來結婚了，放棄城市多采多姿的生活，跟著老公一起回鄉下經營藥局，還要跟婆婆同住！

## 人稱東邪黃藥師

母親可以說是「正中帶有七分蠢，蠢中帶有三分正」的藥師。兒子要誇自己媽媽多漂亮真的做不到，但年輕時她倒是被很多人說過像梁詠琪，現在再這樣講可能會被梁詠琪跨海提告。

一位鄉下長大的南部妹，操著一口流利的台語，可能又是曾祖母下咒，母親在不富裕的家庭成長，卻長得特別高，可說是能使美人計又能一拳打死長毛象的犀利人妻。

當年從北部醫院出來的藥師，到了鄉下根本是華佗再世，黃藥師在藥學專業上如魚得水，不用多久時間，街頭巷尾的居民都知道有一位女巨人藥師很厲害，找她買藥準沒錯。但除了專業以及顏值外，能經營一間社區藥局長達三十年，絕對要有一些穩定到鐵粉等級的客源。

如果是第一次到我家藥局的病患，肯定會以為我媽應該常跑法院。

「你的腳的那個皮膚鼽，整支剁掉比較快。」

「阿膩維喔～咳成這樣真的會咳死喔～」

「你藥吃那麼多，金價ㄟ係。」

但病人都被罵得很開心。

家附近的身心診所是醫師自己經營藥局，所以醫師都規定病人要在自己家藥局拿藥，但有些病人堅持一定要來我家跟我媽拿。

醫師還曾質問病人：「你一定要去那間藥局拿嗎？」

病人：「對，不然我會起笑。」

堅持要來我家拿藥的病人不分男女，有時真的不得不佩服我媽，病人不願直接在診所的藥局拿藥，寧願多走幾步路到我們家，黃藥師是有在他們的藥裡面塞毒品是不是？

我開玩笑的。

## 最盡責的社區守護者

據我的觀察，黃藥師除了專業領域以外，其他方面基本上就是個傻大個兒，完全沒心機也沒有在想賺錢的事，不會為了要海撈客人一筆而賣他們不需要的藥品；比起賣藥，跟客人掏心掏肺反倒是黃藥師的業務重點，常常一聊就是四個小時起跳，只差沒留客人過夜。有時候甚至聊到雙方大哭還抱在一起，根本是在演連續劇，而且是很難看的那種。

除了掏心掏肺外，她還擁有無止盡的耐性。這一種耐性是，旁人看了都會火大想：「你幹嘛這麼有耐性」的耐性。面對盧小小的病人，店裡的藥助氣到翻白眼、罵髒話，只有黃藥師還能跟病人好好講。嗯，好好講——兩個小時。

但認真地說，我覺得我媽身為社區藥師很盡責的一次，是我幼稚園時，跟她在社區的巷子裡散步，一堆歐巴桑圍著一個倒地的女人，女人頭上戴著安全帽，口吐白沫、眼睛上吊，她的小孩在旁邊大哭。

我媽衝過去馬上大吼：「還不趕快叫救護車！還在那邊幹嘛！」

我只記得好幾個歐巴桑拿著扇子在那邊一副閒聊樣，口中念念有詞：「我看是中邪。」

當時我也覺得，嗯，感覺像被鬼附身，好可怕，我媽會不會也被附身。隨後記憶就變得很模糊，救護車好像來了吧？還是其實被附身的是我？結果倒地的女人原來是癲癇發作，不知道我媽是用仙姑那一套還是藥師那一套（可能是救護車送去急救那一套），總之這位媽媽最後平安無事，後來還來我家跟黃藥師道謝，到現在她們都還是朋友。

雖然劇情很誇張，但我想這就是社區藥師、醫療人員的職責所在：不只替走進藥局裡的客人把關用藥，也守護社區裡的居民健康。

以上怎麼感覺像是我要去面試藥學系的自傳內容。

總之，黃藥師在當社區藥師這部分很盡責也很順利，但有人說過，當你事業很順的時候，你的個人生活一定很糟。

Yes，所謂的個人生活很糟就是指——生下兔崽子我本人開始。

## 黃藥師為母則強

母親先是在北部生了哥哥，之後回到鄉下經營藥局，才生下我。原本只有長子還好解決，後來跑出一個體弱多病、有起床氣、還常被史瑞克附身的死小孩，我自己也是很抱歉啦。

「當藥師當了一輩子，什麼大風大浪沒見過，小孩生病，老娘塞他個幾顆藥就好了。」這是我媽的育嬰哲學。因為自己家就是藥局，除了要動刀的醫療處置，其他大小病全部都是黃藥師隔空抓藥來治病。小孩也真的是隨便養隨便大，到大學前都沒進過大醫院的我，在黃藥師的照顧下，長相可能有點歪，但還算健康。

身為醫療人員的黃藥師，除非小孩沒呼吸沒心跳，不然她真的完全不會緊張。小時候我跟哥哥在房間玩枕頭仗，一旁摺衣服的黃藥師冷冷說道：「不要玩了喔，不然等一下出事。」

謝謝母親大人的金口，下一秒我開始流鼻血，流到止不住的那種。我衝進浴室想試著止血，結果還是流個不停，我開始覺得自己可能會死，於是亂哭、亂叫、亂流鼻血，搞到浴室牆壁到處都是血。

我都不用過世，家裡就像凶宅。

我哥看到浴室牆壁的血手印覺得事態嚴重，去央求我媽相救，黃藥師老神在在一句「愛玩嘛～」後，慢條斯理摺完她的衣服才來救我。我也算是命賤，除了剛剛講的那些症頭，我小時候天天流鼻血的量可以做好幾塊豬血糕，國小一年級就覺得自己活不過十八歲，但還是被黃藥師死拖活養健壯到現在。

## 生命力強韌的藥師媽媽

小孩出事時，黃藥師比一般媽媽冷靜很多；除此之外，她跟一般媽媽無異，只是多了一種藥師的風格。

像是地方媽媽誇大其詞的天性：「人家都要放學了你還沒起床！」「你都要被當光光了還在玩電動！」「你的人生真的完蛋了！」但藥師媽媽就會說：「這兩顆趕快吃下去，不然你會死掉。」「都咳死了還不吃藥！」「你肝臟腎臟都壞光光了！」「你這樣真的沒藥醫！」

藥師媽媽好恐怖。

把我養到確定不會隨便夭折後，我弟弟也出生了，這表示家裡有三個兒子，媽媽真的笑不出來。從小男生叛逆期到成年，這中間到底怎麼熬過來，真的可以請黃藥師寫一本親子教育的書。

黃藥師：「在飯裡面塞高劑量鎮定劑。」

黃藥師除了講話直了點，幾乎沒有什麼人性醜陋的一面。完全沒有物質慾望、不打扮、賺的錢也全都花在家人身上。所謂無欲則剛，黃藥師身心靈堅強的程度，應該各種刑求她都能熬過去，不知道五十幾歲還能不能去當特務，她肯定很稱職，因為我媽真的什麼都不會招！

從我認識她這個人以來，她沒有請過一次病假，藥局全年無休，除夕年夜飯吃完就跑下去開店，對任何事情逆來順受，永遠保持樂觀。媽媽對自己的小孩好有什麼了不起，能溫柔地對待所有人，才是史上最強的媽媽。

前陣子一本很紅的小說《82年生的金智英》，讓我也很想幫我媽寫一本《52年生的黃藥師》，因為我媽真的也很慘。

囝仔人有耳無嘴，當人家的妻子、媽媽、媳婦，經歷了什麼我們就不多說，但我就說一件事：比起黃藥師的藥學專業，應該更多人會佩服她可以跟婆婆同住二十幾年，甚至到現在還住一起。（連我都搬出來了，你看她多強。）

## 藥品中盤商阿嬤

這邊要趕快補充說明幫我阿嬤平反一下，她真的不是什麼鬼婆婆，只是比較嚴格而已。阿嬤從一開始做藥品中盤商，連「寄藥包」這種我在歷史課本上才看得到的事都有做過。

「寄藥包」是古早醫療資源不普及的年代，販售藥品的商家會帶著藥品到偏遠地區，寄放在居民家裡以備不時之需，裝藥包的袋子上會寫藥品數量跟價錢，每過一段時間會再拿藥品去補並收取用掉的藥品費用。

隨著時代演進，阿嬤跟阿公一起從中盤商轉型開藥局，還自己去日本引進日本專櫃化妝品品牌，成為這地區第一家藥妝店。

以前不需要藥師執照就可以開藥局，但聽阿嬤說她有去醫院學習過一段時間，所以一般配藥對她來說都是小菜一碟。我覺得就算現在叫她去考藥師執照她也考得上，在我眼裡，只要是阿嬤想做的，她就會盡全力去做；只要是阿嬤想要的，她就一定會得到。要不是以前重男輕女，不然她一定會有更可怕的成就。

雖然我覺得她現在就滿可怕的了。

有一次，鄰居歐巴桑被送去醫院急診，之後平安回家。阿嬤用和藹的口氣跟我說：「拿家裡幾瓶保養的藥去給她，讓她活久一點。」

阿嬤你是閻羅王嗎！不要亂掌握別人的生死啦！所以有這種 CEO 女強人當婆婆，我媽真的很幸福。

其他成員我想隨便帶過。我爸是有執照的藥師，畢業後的工作是外商藥廠的業務代表，也就是常聽到的 sales，現在是自由業藥師。我哥是藥師、我也是藥師，我弟不想再跟我們攪和，去做他喜歡的事，比我和我哥更早能養活自己，而且感覺生活也比我們充實。

至於家中的印尼小幫手，當年她們班上第一名的男生，畢業後去唸藥學系，不幸出車禍過世，而班上的第二名，就是她本人，要不是家裡沒錢讓她繼續讀書，我猜她現在也會是藥師！（很硬扯。）這些還只是住在一起的人們，其他親戚的豐功業就不多提了。聽起來有夠囂張，但大家放心，所謂富不過三代，這一代有我在，應該就是走在家道中落的路上。

# 讀藥學系前的小奸小惡

## 藥頭從小做起

從小就有人直接劈頭問我，家裡是不是開藥局的？有沒有什麼禁藥可以買？身為藥品批發商的我，只會叫他先把錢交出來。

「你畢業就給我先去醫院工作！去藥局你最後只會做生意！都沒學到正經的！」在我一畢業時黃藥師就先醜話說在前。

要先聲明，很多在藥局工作的藥師除了會做生意，學術涵養更是勝過醫院藥師，只是因為我媽深知自己兒子的自主學習能力弱，去藥局一定只會往奸商的路線發展，因此才下此通牒。母親這句話也正好如實反映了我大學前，求學階段的「心路歷程」。

## 行走的藥品批發商

從小學開始，我就是個如假包換的藥品批發商，並先行經營我的暖暖包生意。別人上學前都是在準備文具、課本、便當，而我則是從家裡的倉庫，把一袋袋的暖暖包塞進超大環保袋中。

不過，我這不算是偷竊喔，因為每次我都會告訴黃藥師我又拿了一大袋暖暖包去學校，因此她也從來不過問，到底她是裝傻還是尊重我已分不清。

我總會意思意思地說：「今天好冷喔~我要拿暖暖包去學校喔。」

我拿的量已經可以把學校燒掉了。

除了暖暖包是小學時最大宗收入來源外，其他商品大概就是OK蹦、耳塞之類的。而且從小就有「代言」的概念，我送了班上最漂亮的女同學一片3M推出的虛華、有卡通圖案的防水OK蹦。

「但我沒受傷耶。」「妳隨便貼在手腕上就好。」

下一節下課馬上有其他女同學來找我看貨。果然，有人代言銷售量立竿見影。

一盒六十幾塊、有版權的卡通圖更是將近八十塊一盒，小學生要怎麼買得起呢？沒關係我就拆開賣，一片賣十塊就好，比紅十字會的鬼郵票實用多了，那個郵票還不能寄信耶！結果我居然營造出了貼OK蹦的風潮，大家明明沒受傷卻還都要貼著OK蹦，除了貼在手腕上，腳踝也是熱門的部位，小朋友們到底在想什麼真的是搞不懂呢。（奸商笑。）

深怕大家看完這本書去做的第一件事就是報警，我跟大家保證，當時我販售的商品絕對沒有到達暴利的標準，除了OK蹦拆開賣以外，其他全部都跟我家藥局賣的價錢一樣，況且，我還沒算運費耶！當然賺的錢一毛都沒給我媽。

我媽說的也沒錯，藥局之子只會做生意；如果她是醫院藥師，那我還能賣什麼？

## 藥頭出少年

隨著時光飛逝，我也邁入國、高中，走入了青春期，想法愈來愈淫穢。我從批發商躍身成為小藥頭，被抓去關的機率愈來愈高。當時，總是有人提出同一種用藥要求，而且連使用情境都完全一樣。

「下一節游泳課，給某某某喝有加威而鋼粉末的水。」

不要問我為什麼國中生就知道威而鋼，我去國小校園宣導用藥知識，有獎徵答要發獎品的時候，一堆男同學在底下小聲喊：「威而鋼！威而鋼！」國中生知道根本很正常。

這邊要幫大家科普一下。首先，威而鋼是醫師處方藥，必須要找醫師、取得處方箋後才能到藥局購買此藥。這個藥並不便宜，一顆藥三百元左右。再來是藥的效果，男性要產生勃起的生理反應，除了生殖器的血管能確實充血以外，也必須要有一些外界的刺激讓大腦產生性慾，兩者缺一不可。

高中時我讀男校，如果同學喝了威而鋼水，但他也只是看到一堆半裸的男同學，又期望他能翹什麼？（也是有機會翹啦，如果剛好他喜歡男同學的話。）但國中是男女合校，而且正值青春期血氣方剛，這杯水一喝下去有很大機率會讓大家尷尬。

大家覺得還沒讀藥學系的我會懂以上任何一件事嗎？所以結果到底是國中同學還是高中同學烏龜烏龜翹呢？

不要去報警啦拜託。

## 愈來愈歪斜的買藥動機

除了上述的處方藥之外，在人心愈來愈險惡的國中時期，已經沒有人要買溫馨的暖暖包，大家開始熱衷於下藥害同學。

「我要買瀉藥，強一點的那種！」

「你不會要加到別人水裡吧？」我已經無法分辨這個人是自己吃還是要下藥了。

「沒有啦！我便秘好多天了！」

哇賽！怎麼那麼剛好～隔天要段考，想要改善壓力大而便秘的症狀，或是要陷害他人，兩種理由都講得通耶，為求「兩全其美」之下，我給他藥了。

提供對方一顆益生菌，門外漢根本看不出來是瀉藥還是保健食品，並且再用話術修飾一下：「這個對便秘真的有效，但也不要吃太多喔。」不管是害人、自己吃，最後都不會有人受傷，只會有人的腸道變健康，真是 WAKAMOTO[1]，阿里嘎斗。

1 為市面上一常見益生菌，衛服部核可適應症：消化不良、食慾不振、胃腸內異常發酵、便秘。

# 對藥學系的想像與誤解

## 找解答成了當藥師的動力

很多人都說醫院藥師就是包藥工人，還有人說藥師只要跟病人聊聊天就好，請問這些人有問過藥師的感受嗎？

高中生應該都很有經驗，一確定同學們考上的系所後，大家就開始講大話、畫大餅。

「莊醫師～以後看病就麻煩你囉～掛號費要算我便宜喔～」

如果莊醫師走腫瘤專科怎麼辦？確定要這樣唱衰自己？

「建築師～以後房子就給你蓋了～」

蓋好也買不起。

「陳藥師～以後有需要春藥、迷姦藥就麻煩你囉～」

一起抓去關。

還沒真的進大學，大家就只能對科系的名稱做最粗淺的想像。未來很長，什麼都可能發生，多少人被當、休學、意外死亡都有可能在大學時期發生，可以上網查查各大學每年學生死亡人數。（好悲觀。）

不管什麼科系，不論同學們怎麼亂想亂掰都沒關係，但自己要唸的科系一定要了解，不然以後痛苦四年，畢業後只能啃老怎麼辦？所以當我確定考上藥學系後就認真做功課，希望至少能預先對未來多一點了解。

## 藥師爸媽經歷不可參考

咦，我身邊不就有兩個大藥師可以當參考嗎？想想我爸，嗯，算了，他絕對不是典型藥學系畢業的形狀，頂多是BMI值偏高的形狀；抬頭看看我媽，嗯，我希望不要跟她一樣，她根本就是有藥師執照的阿信啊。（不是五月天的阿信，是日劇裡不畏艱苦的阿信。）完全是不能參考的兩個人。

雖然執業型態不能當參考，但至少能問問看他們唸書的情況吧？

「媽，妳以前藥學系唸得怎麼樣？」

「厚！我以前唸得多辛苦啊！而且都唸到很晚很累！晚上宿舍熄燈都只能用路邊的路燈……」

「妳講過這段了，掰掰。」

又是鑿壁偷光類型的浮誇故事，而且黃藥師真的沒騙人，我問過好幾次，還試過不同問法，她的回答都一樣，根本線上遊戲的 NPC！重點是她完全講不出有意義的答案，只會抱怨唸書好累，我當時剛考完大學會不知道？藥學系實際在學什麼，她都講得支支吾吾的，她的執照該不會是雞腿換的吧？騙子啊！我要斷絕母子關係！

「唉唷～一直背書，然後都背不起來耶！」

堅持不講有意義的話、並且以感嘆句過生活，這就是我媽人生的做人原則。但後來發現，她需要一些關鍵字提點，才能喚回泛黃的記憶，比如：我上大學後跟她聊哪一科很難唸，她才會想起來她的學生時期唸那一科的記憶。

「厚！那個中藥就是拿來安神的啊！」

但還是一樣，我問三次、她三次都講一樣的例子，是個永遠不會故障的 NPC，而且不用感嘆句講話會死。

至於我爸，我只聽過他講實驗課拼青蛙的骨頭，拼得太好所以現在還被擺在學校的實驗室裡。什麼鬼東西？又不是醫學系為什麼要拼蛙骨？

總之這部分，我們就不深究了。

## 找文獻卻翻到畢業紀念冊

前人的意見沒幫助，這時候就要求助文獻！家裡四樓有許多我爸以前的教科書，應該會有一點參考價值。

翻找結果發現，幾乎都是原文書！我爸應該看不懂吧？而且書上完全沒做筆記，應該是真的也沒在看。正當翻看其中幾本中文書時驚覺：「咦？裡面竟然不是我爸的字跡？」整本書我爸的字只有第一頁簽名那邊，其他地方筆記寫得密密麻麻，字跡感覺是女生寫的。

我爸到底有沒有在上課？還是都在談戀愛？（但那個女生應該很認真在上課。）

醫藥領域的書很講求更新這件事，這些舊的藥學書已經有很多知識被推翻，裡面好多藥是現在的教科書都不會再出現的，所以我們最好不要浪費時間看爸媽以前的教科書。

四樓的書是我爸婚前的產物，婚後的書都在一樓。其中不少親子教養書，應該都沒認真看吧？這不是重點，重點是終於找到一本實質有幫助的書了！這是一本台大藥學系某屆校友共同創作的回憶錄，收錄了大家話當年聊著畢業後的生活，真的像是在開同學會，但出版社怎麼會去出版一本這種像畢業紀念冊的書呢？

後來發現這本書根本沒有出版社，而是想買也買不到的非賣品，出版者就是那一班藥學系同學。不過怎麼會送我爸這號路人呢？而且我爸根本沒翻過，都是我在看耶！

## 一窺當年藥學生的發展

雖然是一本像跟同學聊天、有照片但文字居多的回憶錄，但內容非常有趣。不愧是台大藥學系，人人文筆都很好，一本書就能一窺台大藥學從讀書時期到後來工作發展的種種面向，但再怎麼說都是台大藥學而且年代稍久遠，裡面的畢業生現在都是有頭有臉的大人物，我想跟我的未來應該沒有什麼太大的相關聯，看了也是徒傷悲，還是把它當神話小說看看就好。

值得一提的是，書裡有一位前輩寫自己很被動、總是被周圍環境推著走，畢業後不想當藥師，所以進實驗室也沒做出什麼結果，但還是寫了本論文，之後去美國唸碩士，然後一路到博士。這個經歷怎麼前因後果感覺對不太上？如果是我的話，應該就是很被動、總是被環境推著走，之後入監服刑……。

黃藥師看了這句「畢業後不想當藥師」很有感觸，心想台大藥學系畢業卻可以揮一揮衣袖，不在意藥師的身分，而我們這種市井小民還得靠藥師執照和這個職業混口飯吃，想來真是感傷。

## 網路爬文後不敢唸藥學系

家裡的大藥師們給不出什麼有建設性的答案，看書當參考也只是徒勞無功、徒增傷感，果然，要取得最新消息，最可靠的還是網路了；但是不看還好，看了立馬希望自己考上的不是藥學系。

首先是記憶力。網路上大部分的文章都說唸藥學系必須要有很好的記憶力，回想高中在寫小論文[1]的時候曾經翻了一下我媽以前的教科書，只有先看最基本的大一的教科書，就覺得這種東西應該不用記起來吧？為什麼爬文後，總感覺這種東西好像都要記？而且這些還只是占大學四年教科書的一小部分？開始懷疑我的腦力有辦法支撐我到畢業嗎？

光是能不能畢業就讓我很煩惱了，看到有關未來工作求職的文章更煩惱。

拚得要死、考上執照後的生活，在PTT的藥師板上被形容成：醫院藥師等於包藥工人、診所藥師等於賺比較多的包藥工人、社區藥局藥師等於包藥工人兼銷售員。接著開始有人在板上發問讀哪間藥學系比較好、要選藥學系還是資工系這類的問題，底下都會有一大堆的回文是：「趕快重考吧！」「塊陶啊！」「這麼想當包藥機器？」

看完這些到底誰還要唸藥學系？

---

1 給高中生練習寫論文的一種論文格式。

藥學系就跟婚姻一樣，外頭的人想衝進去，裡頭的人想逃出來。還沒唸藥學系前就是這些潑冷水的言論，藥學系畢業後開始找工作，冷水只會潑得更大桶。

## 在工作環境裡主動找解答

有一篇是一名剛畢業的藥師問，哪間醫院比較好？有網友回應：「反正都是在醫院當——，有差嗎？」

那個空格到底是要填什麼啦？不就是在醫院當藥師嗎？但這樣打感覺是一篇引導式寫作、要我們在空格上填「狗」是不是？我、我也只有在被病人無理取鬧要求給塑膠袋、被組長莫名其妙兇、被主任當白痴的時候會覺得自己是狗，我平常還是都當藥師啦！

我想那名網友一定是一位身陷囹圄的藥師吧。因為如果他是醫師或是賺比你更多的人，應該沒空在那回文酸你。雖然藥師最討厭別人說自己就是坐著跟病人聊聊天、拿拿藥就有錢賺，但如果連藥師本人都說自己是包藥機器，要怎麼期待別人尊重藥師的專業？

二〇一九年，某位政府官員出席藥師公會全國聯合會的典禮，我聽了他的致詞，是闡述藥師工作很中肯的演講，但如果我是個路人，聽完這個演講還是會有這種想法：「藥師的工作真輕鬆啊。」

他繼續致詞：「藥師們不厭其煩地說明藥物用法。」這件事感覺工讀生也做得到，因為藥袋上面就會寫用法。

在還沒就讀藥學系前，對於藥學系抱有的疑問，其實在就學途中也不會得到解答，得在畢業出來工作後自己摸索。

當時我的疑惑是：「藥師會的東西，醫師怎麼可能不會？這樣需要藥師幹嘛？藥師的工作真的就是跟病人講這個藥怎麼用就好嗎？這麼簡單的工作誰不會？真的未來就只能當個包藥機器嗎？」

這些疑問在我工作後得到了解答，當然只是對我自己的解答，搞不好其他藥師看了根本不以為意，但這些解答是能支撐我繼續當藥師的最大動力。

這邊沒有要寫解答。

# 台灣九藥
## 了解各校藥學系的特色

九位斜槓青年好不容易齊聚一堂，卻一直在提重考。台大怕大家真的認真去重考，開始將話題焦點轉移到大藥盃的比賽上。

從前從前，有九位國中同班同學，高中各自讀不同的學校，在升大學時卻又各自巧妙地考上了台灣的九間藥學系，他們各自以自己的校名相稱。

### 開啟重考話題的聚會

「我想重考啊啊啊～」成大哀怨地鬼叫。

當年成功大學成立藥學系，一個班三十人，還沒開學已經休學五個人了。因為學校本身就是全台前幾名的大學，再加上有附設醫院，資源與師資都不是問題，所以一開辦藥學系，錄取分數就高得嚇人，能考上的都是差幾分就能上醫學系、牙醫系的人。

所以聽說那五個休學的人都是去重考醫學系。

「不要重考啦，大家一起唸藥學系多開心啊～」台大，一個差一題就能上醫學系的人。而且歷史悠久的台大藥學系，五十年前的學長姐也個個都是差一點就可以上醫學系。

「還是你們一起約陽明重考？」國防在旁半開玩笑慫恿。

請問全台灣最早創立的藥學系是哪間？就是國防醫學院藥學系。國防考上藥學系軍費生，由民轉軍，是藥學生裡很特別的存在。

「嗨我來了～抱歉遲到～」國立陽明大學藥學系是全台灣最晚成立的藥學系，在聚會時陽明也時常是最晚到的一位。

新成立的陽明藥學系新到甚至目前還沒產出畢業生。

## 藥學系斜槓青年們

「你終於來了！我們先來拍張合照。」北醫的照片一發布到社群網站，按讚人數都是千為單位起跳，可謂藥學系網美。

「我幫你們拍……」不想入鏡的高醫，個性低調到進了大學後還是想當邊緣人，大學活動一律不參加。

高雄醫學大學附近生活機能好，要什麼有什麼，對面就是電影院，高雄捷運、火車站也在附近，但對足不出戶的邊緣人來說，這些都與他無關。

「大家一起拍啦！拍一次少一次耶！搞不好下次聚會，有人已經被課業壓垮了~」中國醫的專長：中藥辨識、看鬼片、危言聳聽。

「我我我！就是我！我直屬學姊說下學期有一門教授很會當人！我有先翻過課本，我應該會被二一！」嘉藥就是那種說自己會考零分，結果最後考九十分的人。藥師國家考試的榜首好幾次都是嘉南藥理大學的學生。

「等一下，所以誰要重考？揪一下好不好，我要受不了我們學校了。」在台灣最南端的大仁說。

十個大仁學生有八個都會說自己學校不好，雖然是全台唸藥學科系的最低門檻，但國考通過率也不差。

「我們先不要提重考，你們知道今年大藥盃要辦在我們學校嗎？」台大試著轉移話題，怕大家真的認真去重考。

## 大藥盃組隊困難重重

台灣大專院校會聯合各校，舉辦同系所之間的運動比賽，像經濟系就叫大經盃、機械系就叫大機盃，藥學系當然就叫大藥盃了。而藥學系每年都會輪流在各個學校裡舉辦大藥盃。

「講到大藥盃就覺得慘。」國防一班就十幾個人，如果要比足球，成隊就已經很困難，有些項目還要拜託心不甘情不願的女同學上場。

「我會去，只是不知道我要去幹嘛。」北醫擔任球經，但北醫的籃球很強，她都不用幫忙加油，北醫就自動拿冠軍。

「你們學校的排球隊強嗎？我耗盡心力才組出一隊女子排球隊。」陽明在高中就是排球隊的，結果一上大學，一班才三十個人要怎麼找會打排球的女學生？當然就是逼不會打的練啊！

「我們組隊很輕鬆耶。」中國醫回。他們一個年級就有兩百多人。

「我們打太爛的人想參加還沒辦法耶。」一個年級也是兩百多人的嘉藥回答。

「我們學校練大藥盃練得比考試還認真。」大仁在大藥盃總是拿到很好的成績。

「我會去比攝影。」高醫以後應該會當攝影師，或是藥師斜槓攝影師。

## 藥學系限定的比賽

大藥盃很神秘，不是只比單純球類運動，除了游泳、電競、攝影這類可能其他系所也能比的項目外，大藥盃還有一個只有藥學系能玩的比賽：病人用藥諮詢競賽。比賽內容很簡單，學生會模擬成病人到藥局向你諮詢跟藥品有關的問題，你要以藥師的身分來回答。除了要有藥學知識以外，專業形象、談吐、親切度都很重要。

這個比賽如果不是跟病人有談話過的相關經驗，對於剛上大學的新鮮人來說根大藥盃還有個只有藥學系能玩的比賽：病人用藥諮詢競賽。

本做不來，而剛成立藥學系沒多久的陽明大學、成功大學，兩校校史內沒人參加過這比賽的學生們，甚至連有這個比賽的存在都不知道。

「所以成大你有參加什麼比賽嗎？」

「如果大藥盃有在比學測筆試的話，我們成大應該會第一名！學長姐都還給我陸陸續續在休學餒！有沒有在練習球類運動我是不知道，但我們學生一定很多人在練習學測科目啦！」成大有點崩潰，感覺他也要開始寫學測考古題了。

大藥盃話題聊不下去了。

## 要唸六年才能畢業

「那、那個……中國醫你有打算要不要唸六年了嗎？」

大家是不是還以為藥學系只要唸四年？

台大、成大、陽明、國防四間學校現在都要唸六年，高醫、中國醫、嘉藥、大仁都是五年，只剩北醫還有可以唸四年的選項；不過有些學校也可以選擇唸六年，像中國醫在大二升大三時可以申請唸六年，而北醫是在考大學時可以選擇要唸四年或是六年的藥學系，總之非常複雜，不知道哪天全部學校可以統一修業年限。

「我覺得還是要再評估耶，我不確定我多唸兩年對往後工作有什麼幫助。」

「六年制還沒實行多久，其實目前看不太出來到底對未來的工作有沒有實質差異吧？」陽明說這句話很有說服力，因為她們學校還沒產出第一屆畢業生出去工作。

「我快氣死，我哥就唸四年，我要唸五年！而且他還說，他覺得我多唸一年跟他唸四年，出去工作完全沒差，我還要多繳一年學費，少賺一年薪水！」嘉藥的哥哥跟她同校，當年只要唸四年。

「欸欸欸你們知道FB有一個叫『藥學系邊緣人』的粉專，他就有說他覺得能愈快出來工作愈好，好像是因為提早工作，接觸臨床學比較快以外還有錢賺，比起我們讀六年，可能後面多的一年都要去實習當廉價勞工、還要付學費，這樣聽起來我們好像滿慘的。」中國醫的興趣：看鬼片、危言聳聽。

「不要看那種奇怪的文章吧。」「對啊。」「就是說啊。」「嗯。」

這是此次聚會最快達到共識的一次。

## 聚會後有更明確的目標

「我學長姐是說，多一年的實習可以幫助你找到你喜歡的工作領域。而且讀完六年拿的學位是Pharm.D，在國外也會被承認。學長姐他們大部分一畢業就出國，感覺國外藥師比較受到重視。」

Pharm.D是Doctor of Pharmacy的縮寫，也就是臨床藥學博士學位，要在美國當藥師，沒有這個學位是不行的，也就是說讀五年、讀四年的學位都無法拿到Pharm.D。

「我應該會去國外當藥師吧，你們呢？」台大一副就是準備要出國的樣子。

「這個不用問我，我一畢業還有十幾年的役要服，我們家沒錢賠，所以就看國防部叫我去哪我就去哪。」國防申請提早退役要賠錢，所以只能認命。

「我應該會試著去外商藥廠當sales吧，薪水比較有調漲的可能性。」北醫就是那種最適合當業務代表的面相，都不用講話醫師就會買帳了。

「那……我還是乖乖接家裡藥局好了。」中國醫家裡是中西藥都有的大藥局。

「我想往研究方向走，看之後能不能當教授。」陽明大一就開始進實驗室跟教授做研究，對於學術研究很有興趣。

「我可能會當醫師吧。」成大邊寫學測考古題邊說。

「我滿想認真做攝影的，應該比當藥師快樂。」不少藥學系畢業生像高醫一樣，即使有藥師執照，但卻做跟藥師無關的職業。

「醫院！先去醫院受訓！之後再說！」嘉藥在這部分喜歡打安全牌。

「我要直接去社區藥局。」大仁甚至都已經跟他開藥局的學長講好了。

在剛入學的這次聚會，九藥各自有明確的目標，但也許到了大三再聚時，已經人事全非了。（成大可能在唸醫學系了吧。）

以上故事純屬虛構，希望以學校擬人化的方式來幫助讀者了解台灣各校藥學系，如有冒犯敬請見諒。

想了解實際入學分數、學系課程地圖，請上各學校網站查詢。只要是藥學系畢業都能考藥師執照，每間學校都會有好學生、壞學生，畢業的學校不能代表一切，希望這篇內容不會讓大家感覺我在挑起學校間的戰爭，Peace。

無副作用的解惑時間

# 解答青春期的外表煩惱

## 從抗生素、減肥藥開始認識

高中生除了變態又愛害人，最關心的是什麼呢？

當然不是模擬考幾分，而是外表啊！

治療痘痘的藥品，我是自產自銷的好農家。五官已經上不了檯面，又一臉爛痘快被全世界唾棄的我，不得不在高中時，又把自己家藥局當自助餐廳，各種抗痘藥膏都拿來使用。

**細菌組成抗藥性小隊**

當時的我如果去看皮膚科，醫師一定會開口服的抗生素給我，對於滿臉痘痘會有一定的療效。但只要是沒有生命危險，黃藥師是連診所都不給我去的，而且只要痘痘沒有影響到大家認不出我來，她認為不用輕易口服抗生素，藥膏擦一擦就了事了。

從這邊就可以看出來，藥師（特別是藥師媽媽）對於給小孩吃藥有一定原則，前面提到黃藥師沒事就塞兩顆藥給我，這邊到了抗生素她就特別吝嗇，可能是因為前者怕我咳嗽、流鼻涕吵，要讓我安靜就叫我吃藥；後者的藥吃了我也不會閉嘴，沒吃藥頂多就一個痘痘臉有礙觀瞻，乾脆把藥錢省下來。

先跳回我現在藥師的身分，講認真的，不知道大家有沒有聽過「抗藥性」這個詞？

今天若是被細菌感染，乖乖聽藥師的話把抗生素療程做完，細菌殺光光，大家就相安無事；但如果大家吃抗生素吃到一半，覺得自己的病好了、藥吃多了對身體不好，剩下的抗生素就不吃了，最後留下了一小批沒殺死的細菌，它們會在我們體內慢慢適應、產生對抗藥物的能力，下次再被感染時，原本的藥不是要加強劑量，不然就是沒效了要換藥，這個循環一直下去，也許到了五十歲又再被感染時，細菌恐怕對全世界的抗生素都產生抗藥性了，到時就是俗稱的無藥可救了呢。

## 乖乖聽藥師指示來治療

「那要避免『抗藥性』』，除了要乖乖按時吃藥以外還有什麼選擇呢？」

「一開始就不要吃藥。」

因為只是長痘痘，沒有嚴重到一定程度，不吃抗生素真的不會死掉。如果是泌尿道感染、扁桃腺發炎、拔智齒、小拇指被車輪碾爛、任何醫師有開立抗生素的疾病就通通都要照醫師指示，開幾天分量的藥就吃幾天的分，才能達到治療效果也能避免抗藥性！

我當藥師後，皮膚還是爛，於是自己去看醫師拿抗生素吃，效果極佳。

如果大家去看診，醫師開了抗生素給你，你吃就對了！因為醫師判斷你需要！如果醫師沒有開，也不需要主動要求，因為醫師判斷你不需要！不要未經醫師處方自己去偷買抗生素亂吃！

然而，產生抗藥性後走向無藥可救的情況，大家一定跟以前的我一樣認為，什麼無藥可救？這世界上這麼多藥！怎麼可能會沒有藥可以用！

抗生素就是會。

## 世上沒有那麼多種抗生素

今天若有一位藥廠老闆，要研發一個降血壓的藥，如果病人血壓沒有控制好，那他可能一輩子都要持續使用降血壓藥。全台灣有多少人患有高血壓？即便只有一小部分的人適合老闆研發的藥，但其實老闆還是可以賺很長一段時間，因為高血壓是慢性疾病。

今天老闆若改研發一個抗生素，病人這一生剛好感染到某種菌，也剛好老闆的抗生素能殺死它，恭喜！但，一個療程就七天，了不起十四天，病人好了就沒得賺了。換作是大家，會選擇去研發抗生素嗎？

所以我們的抗生素並沒有想像中有那麼多種可以用。

但上帝不會開那麼多個玩笑，大家應該不會認為抗生素對疾病就是一個蘿蔔一個坑吧？一種抗生素通常對多種菌都會有效，像是治我痘痘的抗生素，其實對多種性病也會有效，想想當初黃藥師為了抗藥性不給我吃藥，也是用心良苦吧。

抗生素衛教說這麼久，大家是不是直接不想看了？

回到治療痘痘上，當時真的試了好多種藥膏，到最後有一種含有杜鵑花酸成分的藥膏特別有效，因為真的對於發炎痘痘很有感，我一個晚上就補擦好幾次、睡前再來一個厚敷！完美！

隔天臉整個燒掉。

因為酸性成分的藥膏上，都寫了要照醫師與藥師指示使用、要薄擦，而我得意忘形的報應就是毀全臉。所以藥師的話還是要聽，藥品不是多多益善，有些事要毀一張臉才能深刻領悟，希望大家不用毀臉就能聽能進去。

最後給予大家我二十幾年抗痘的心得：「保濕。」好話不說第二遍，這本書的性質快偏掉了，趕快就此打住。

## 不可靠的減肥藥

除了臉部保養，全身減肥也是各位一生的課題。寫到這裡感覺性質還是很偏，但女性讀者真的很重要。

市面上有被食藥署認可的減肥藥，以前就是一種不讓你身體吸收油脂，油脂就會乖乖從你腸道中排出的藥。也因此，這個藥需要脫褲子放屁，因為放屁時油脂會跟著你的屁一起出來，所以藥品還可以跟免洗內褲包裝在一起販售。

隨著時代的演進，誰想一放屁就得換內褲？所以最新的減肥藥已不是靠抑制油脂吸收，而是藉由藥物作用在腦部裡，使人產生飽足感，也當然就沒有「油屁」的副作用了。

然而二〇一七年於台灣上市的之減肥藥「沛麗婷（Belviq）」，到了二〇二〇年二月，美國食藥署就發布此藥可能增加罹癌風險，因此台灣目前已下架回收。連這種經過美國、台灣核可上市的減肥藥，過幾年也面臨下市的下場，可見還是別想著靠吃藥減肥了吧！不然最後因為癌症而變瘦真的笑不出來。

## 先來顆聰明藥面對現實

不知道大家有沒有看過，在社群網站上有不少網美會賣減肥藥，標榜：「這是食品不是藥品、成分天然、無副作用。」而且一賣都是賣一整個月的分量，並且要持續吃、多喝水，還有一大堆成功的例子照片，再加上網美賣家本人就是個纖細的正妹，女學生們一定都會很想買。

平心而論，如果裡面真的都是天然成分，然後還說可以正常吃飯、不用忌口、不用運動就會瘦，大家還是小心為妙。太多劣質的減肥藥會偷摻西藥，最後可能會變瘦，但換來的是天天心悸到變「心悸寶貝」，更慘的是一不吃就復胖到變強霸（是《星際寶貝》裡面的反派，可以去Google圖片。為什麼讀者還要為了這個梗這麼累），或是說你吃這些藥以外，要戒含糖飲料、多喝水，一開始先瘦幾公斤，後來體重沒降的話，那就持續吃這個藥後再搭配運動。

去死吧！就算不吃她的藥，只做她叫我們做的事本來就會瘦！大家缺的不是減肥藥而是聰明藥吧！

所以變瘦除了毅力以外，不勞而獲的方法我們還是先別想了。

減肥新藥的價格都很貴，我想，服用藥物後的作用除了上述的巴拉巴拉以外，應該也有因為錢都拿來買藥，所以沒錢吃飯了的作用吧？

# 不保證有效的領藥單

## 讀藥學系前需要知道的事

大學畢業後，在臉書上成立粉絲專頁「藥學系邊緣人」，抒發藥師上班心情的文章愈來愈多人看，後來高中生、家長都會來問我藥學系相關問題，從入學怎麼準備到藥師出路，最後我歸納出底下的問答。

**Q 考不上藥學系怎麼辦？**

**A** 分數上不了藥學系，真的不能來問我，因為我不是補教界邊緣人，麻煩去找補習班把分數衝上去。

**Q 想考藥學系，從高中開始有需要特別加強哪幾科嗎？**

A 英文、生物、化學，其他科目也不能太扯後腿。

**Q 藥師系入學面試內容？**

A 我只能分享我的經歷了。

教授：「為了考上藥學系，你做了什麼準備呢？」

完蛋，真的沒有，也可以說，我做的所有事都是為了考上藥學系，但這樣講會被教授罵吧？

我：「幫我媽顧店、寫一篇跟藥學相關的小型論文、對化學生物下特別多的工夫。」

一次講三件事，讓教授覺得我怎麼那麼棒做那麼多事，但其實裡面有兩個根本就是灌水內容。

教授：「喔～你有寫論文啊？可以大致講一下是什麼內容嗎？」

當然可以啊，我還把論文放在備審資料裡，投稿還得到優等耶！

但做人一定要謙虛，講完論文大綱後補充：「主要是靠別人的幫助，寫得不夠成熟，教授覺得哪個部分需要加強嗎？」

基本上這部分就塵埃落定得分了。教授應該很喜歡學生反問問題吧？

「我看不完，還說不出要加強什麼。」教授看起來沒有很高興。

塵埃落定得分個屁啊！不要亂反問問題！

「說到幫忙家裡顧店，我看到你的自傳有說家裡是藥局，這對你的成長有什麼影響嗎？顧店有遇到什麼有趣的事嗎？」

來了，家裡開藥局就是把雙面刃，對於我這種顧店大概一個月顧二十分鐘、爸媽也不會沒事教你藥學的小孩，就是直接砍死自己，一刀斃命。

「其實我顧店最拿手的是幫客人拿感冒藥水、普拿疼，然後會問客人要不要買加強錠這樣。」誠實為上策。

教授笑著問：「所以你知道加強錠跟普通的差在哪裡嗎？」

等一下，可以問這個嗎？藥學系學生搞不好也有人不會吧？我只會當商人，所以我只能跟您說，二十顆裝加強錠比普通的貴六十塊，這樣滿意嗎？

「我不知道耶哈哈。」

好險前面論文講很久，沒讓教授有時間往下問專業問題。

但照理說就算要問專業的問題，也只能問我高中理化有教的吧！我爸媽真的很適性發展啊，完全沒教過我藥學的東西！

「你覺得怎麼樣的人適合唸藥學系呢？」

咦咦咦？這題您要不要捫心自問？如果問我的話，當然就是我這種人吧！如果您需要中肯的建議，那也建議您在我名字旁的評分欄寫個一百分。

「細心、記憶力好、很有同理心跟愛心的人。」

「喔～那你覺得你是這種人嗎？」

「我覺得我是。」教授露出燦笑。

笑什麼？啊不然我要說不是嗎？

教授面試的最後一題：「你有什麼問題想問我們嗎？」

這時候大家應該都知道說：「沒有。」是不會加分的吧？

如果問：「我會不會上？」這種自以為大膽幽默但其實很沒禮貌的問題，可能反而是扣分。

所以我當時問了：「請問教授，普拿疼加強錠跟普通的差在哪？」

嗯，感覺也很沒禮貌，但教授很喜歡，笑得很開心。

結果有上嗎？有。完全歸功於寫了那篇小論文。（不然笑得再開心，專業問題答不出來還是掰掰～）

說到小論文，要感謝高中班導，鼓勵我們在那個全國高中生寫小論文的網站投稿，當時我只覺得我有地利之便，可以寫一個跟藥有關的小論文，結果後續就是地獄。

高三已經很痛苦了，還要沒事來寫一篇小論文是在幹嘛？

而且我的題目超級不自量力，是在講醫師使用某類藥品比較常見的處方，再加一些自以為是的個人評論還有須注意的副作用，現在回頭看，真的是一篇垃圾文呢。

好險評論文的都是一些高中老師，如果有隨便一個藥師或藥學系畢業的來評分，結局就是退件。但當時的我有十足的把握，一般高中生絕對寫不出這種論文。

因為可以說是我媽寫的。

當時論文的寫作畫面：我媽躺在床上快睡著，我坐在電腦前邊打字邊問我媽有關處方的問題。

「快點！皮膚科醫師會怎麼開！不要睡了！」

我像在刑求犯人，要用逼的才能問出處方答案。

「啊？這樣就好了啦寫那麼多要幹嘛啦？」她繼續睡。

出來的論文題目應該要改為：「黃藥師的日常處方觀察。黃藥師口述。」

高中的腦袋要寫這種論文主題，我除了當媽寶別無他法，因為想當爸寶跟靠自己都是殊途同歸，最後雖然我覺得現在看起來相當上不了檯面，但我們還是要恭喜，在高中老師的評分下，黃藥師得到了優等！喔耶～

## Q 藥學系的優點？

**A** 「你只要會呼吸，你就找得到工作。」

今天藥師在徵才網站放上一篇履歷，自傳上只寫六個字：「我有藥師執照。」不用一個小時就會有人打給你請你去面試。畢業以後都不用找工作，都是工作在找你，唯一要煩惱的是這幾十個工作機會，哪一個比較適合你，而不是煩惱對方到底要不要用你。

此外，藥師普遍薪資上網都查得到，我同事說她工作兩年多，存一百萬不會太難，至於為什麼是我同事說，因為，我都沒在存。當藥師以後，各種吃喝嫖賭都不會有壓力（我先說我只有吃跟喝），要每年出國跟買奢侈品都不難。

「你一畢業就一個月拿五萬，不會良心不安嗎？」

藥學系的薪資在新鮮人裡面應該算是中上，我們一路辛苦上來，最後考取執照，後面文章會說明，這五萬其實賺得一點也不輕鬆。

除了起薪高，藥師工作好找又穩定，連薪資都很穩定，意思就是很難有大幅成長的空間。藥學系畢業後確實有薪資成長幅度大的選擇，但聽到的都是少數，大部分藥師如果沒有突然中樂透、自己開店、發展副業，一輩子就是領死薪水。

當然薪資的部分也得看每個人的生涯規劃，不是所有人都想發大財，但能夠學以致用就絕對是一個優勢。只要是人類，生活中不可能遇不到藥，這時候身為藥的專家就很爽，別人還在傻傻地不知道這是感冒藥還是止痛藥，我們早就在旁邊自己製毒了。（這個例子我是在開玩笑應該看得出來吧？）

曾經有個針對二十歲到三十歲女性的問卷調查：「請問與以下何種職業的男性聊天最無聊？」

答案絕對沒有藥師！請各位女性想像一下，妳到了夜店後，分別兩名男士過來搭訕。

藥師：「你好，可以跟妳認識嗎？」

富二代：「嗨，可以跟妳聊天嗎？」

當然是選富二代啊！開玩笑的，當然是要跟藥師聊天比較好玩啊！（然後跟富二代結婚。）藥師什麼都能聊，酒精怎麼代謝他知道、哪種解酒藥有用他最了解、避孕藥的選擇與風險也是他的專業。（進度會不會跳太快？）

黃藥師當初慫恿我選藥學系的說詞之一：「你唸藥學系，之後想轉什麼專業都可以！因為藥學系就是一個專業的基礎！」

放屁！我媽為了要我唸藥學系，她走火入魔亂講話，真的基礎科學是化學系、物理系、數學系這種。但藥學系是個可以當作經濟基礎，讓你有閒有錢發展其他興趣的職業。而且藥師在訓練期學的東西，跟其他許多專業領域都有沾上邊，光大學期間，就不少同學考取咖啡師證照，之後畢業了甚至有藥師成為香水調香師、紅茶開發專家，這類跟人類息息相關的化學物質，都是藥師好好鑽研就能快速上手的東西。拜託，我們連咖啡因的化學結構式都會畫了耶。（好像也沒怎樣。）

**Q 藥學系的缺點？**

**A** 後面寫藥學系與當藥師後的篇章，可以全部視為藥學系的缺點，大家慢慢看。

**Q 藥學系畢業走向？**

**A** 大部分都會選擇在醫院、社區藥局、診所工作，少部分會在藥廠。藥廠的內容自己Google啦，藥廠的專業一方面我不懂，另一方面會讓只想看笑話的讀者看不下去。

## Q 如何從藥學系與其他科系中做選擇？

**A**

如果從現實面來看，藥學系就是過著穩定的生活、領夠用的薪水，但不用想要致富；如果未來工作的理想是能最直接助人扶傷的話，那資工系跟藥學系，哪個比較能實現應該不難選。

至於考得上醫學系、中醫系、牙醫系的人應該都不會問這題吧？如果問了，那請選藥學系吧，不然前面三個系你可能會唸得很辛苦。

# CHAPTER ╱ 02

# 藥學系初心者

成為藥學系的一分子

考上藥學系後，
一連串魔王級的大考驗正等著你……

# 藥學系新鮮人邊緣的校園生活

人家說大學是「由你玩四年」，玩個屁啊玩！我的大學生活就是陳屍在宿舍一個月都不會有人發現。

對我這種唸到高中都還住家裡、溫室裡長大的爛草莓，第一次去唸大學，爸媽一定很不放心！

沒有，他們完全不管我的死活。兩位大藥師都有工作要忙，沒空管第二個小孩，所以我就這樣隻身帶著行李去上大學了。一個人到人生地不熟的地方生活，到底要怎麼笑著面對這一切呢？

哭都來不及了，還想笑啊？我到宿舍後真的只能開始哭！睡我床位的前一位同學不知道是毛怪還是一隻狗，他遺留在床位上的毛已經能織成一件毛衣了呢！一個人身上能有那麼多毛，而且還掉那麼多下來，真不知道他現在還好嗎？

## 藥學系邊緣人的誕生

到宿舍第一件事就是清毛已經夠可悲了，剛好我升大學的那個暑假發生了一場嚴重車禍，雖然只是皮肉傷，但傷口很多也很深，我就一直換藥換到開學傷都沒好，所以還要帶一大袋藥去繼續換藥，清完毛就接著清創，外在的傷愈來愈少，內傷卻愈來愈嚴重。

「嗨~要不要一起去吃晚餐？」剛剛在睡覺的室友醒來了，也是藥學系的同學。「呃，不用了，我不餓。」哇賽！給我臉我還不要臉！我真的是個不友善的爛室友！但剛清完毛真的吃不下，原諒我！

大家還記得我的名字嗎？「藥學系邊緣人」這個稱號就是從大學而來的喔。我的個性一直都是不主動參與社交、不主動與人攀談的那種。高中同學會主動跟我說話，所以我大學以前並沒有覺得自己很邊緣，但到了大學，同學們都懶得理我！

感情中害怕主動告白的人，是因為怕輸，因為先告白就輸了，對方還拒絕就是輸到脫褲！臉皮薄一點的人，在社交方面也跟感情同理，害怕主動攀談是因為怕輸。我臉皮真的薄，一方面怕輸，另一方面也沒有想要主動社交的意思，秉持著佛系交友的理念，有人要來理我那很好，如果沒有，我也可以自得其樂。

結果真的沒人理我。我索性下課直接逃回宿舍、系上活動全不參加，就連被強迫社交的直屬制度，我也是跟我上下直屬見過一次面以後，就打死不相往來，完全是靠實力當邊緣人，最後變成藥學系邊緣人。謝謝同學們與我自己造就現在的我。

## 目標明確的自我介紹

開學第一天，班導要大家自我介紹，而且一定要說為什麼來唸藥學系。第一位靦腆嬌小的女生，怯生生只說了自己的名字。

「所以妳為什麼要來唸藥學系呢？」班導溫柔地循循善誘。

「喔，錢多啊。」

欸欸欸欸欸？畫風變太快了吧？前面害羞的人物設定怎麼馬上自己破壞？班導

尷尬笑了幾聲，叫下一位上台。我在台下好嗨，自我介紹好好看。

下一位是精神抖擻的大姐，她之前是護理師。

「我唸藥學系不是為了錢！是因為興趣！因為對於藥物巴拉巴拉巴拉……」有火藥味，還特別說不是為了錢！後面講太多冠冕堂皇的話，我現在全忘了！

應該是人生最後一場這麼多人自我介紹的場合，再加上到了大學，愈來愈懂得察言觀色，每個上台的同學個性看起來都很鮮明，自我介紹的內容與目的都很明確。

「我的興趣是彈鋼琴還有泡咖啡，歡迎大家來交流。」

這個就是來聯誼的啊！交流完會不會科目都被當光了？而且應該不只想交流這兩種東西吧？來讀大學百分之九十的目的就是聯誼，我自己邊緣人看不慣別人聯誼，所以這邊算我的問題。但接下來這個我看不慣應該情有可原……。

## 在座的各位都是怪咖

一位女同學第一天開學就抱一隻吉娃娃來。

到底是三小？獸醫系第一天上課也不會這樣吧？自以為是在拍電影是不是？可

能她太緊張，導致自我介紹內容很模糊，只聽得出來她說是她「馬麻」要她來唸藥學系的。那也是妳馬麻叫妳帶狗來上課的嗎？

「以後上課不要帶狗來喔，我們請下一位上台。」班導笑得尷尬，會不會她今天結束就跟校長提離職？

「嗯嗯啊～嗯嗯嗯嗯嗯啊啊啊～」一位胖胖的男同學上台什麼話都沒說，就自顧自發出一些不堪入耳的聲音。

「大家好，我剛剛是模仿二胡講我的名字。」

三小啦？班導真的要辭職了啦！雖然模仿表演最忌諱就是自爆自己模仿什麼，但好險他有自爆，不然他嗯嗯啊啊完就下台，我們全教室的人要如何自處？

「我家是藥局，我對藥學也很有興趣喔！」來不及了！剛剛的二胡表演，即使是藥局二代也挽回不了一切了！

「呵呵呵好會表演喔～好我們換下一位。」開學第一天很漫長齁老師。

「喔，啊我就分數到了我就來唸了啊。」

也不乏這種態度囂張，不知道在跩什麼的同學。啊然後呢？這麼跩怎麼會只考上藥學系？不是應該去拯救宇宙嗎？

然後，這時候又會看到班導一臉尷尬，像要講出一些匡正大家歪斜思想的言論，但又考量到我們已經成年，不該像大人罵小孩，所以最後班導只能邊擦汗邊乾笑，看到一個中年女教授這樣真的很心疼。

## 形形色色的藥學系學生

所以輪到我自我介紹就盡量有求必應，跟面試一樣謹慎回答。但同時也要掌握當兵的訣竅：絕對不能太有特色，能不被記得最好，不然整天被點名一定會想起快驗退。

我講了來自哪裡、哪間高中畢業、家裡是藥局、對藥學有興趣才來唸，因為座號比較後面，所以經過了好幾個人的自介，我這個絕對不會被記住！我有把握！

沒錯，好多人家裡是藥局，也很多人爸媽是藥師或醫師，更多人家裡超有錢，連狗都帶來上學了，家境應該不只小康吧！看班導的反應，應該五秒後就會忘了班上有我這個人。

最後看完自我介紹後，總結會來唸藥學系的普遍動機：

- 世襲：爸媽有人是藥師或家裡開藥局。
- 經濟考量：認為藥師工作輕鬆，薪水又不錯。
- 興趣：受某些事物啟發而喜歡藥學。
- 剛好分數到了：沒什麼明確目標，藥學又看起來不錯。
- 考不上醫學系：別說了。

藥學系有特別多非應屆的學生，大學畢業、研究所畢業，轉學、重考等管道進來的人，不管是上述何種原因來就讀，都顯示藥學系在台灣是個熱門的科系。

## 藥學環境還是值得期待

會不會大家看完大一自我介紹，對台灣的藥學環境感到堪憂？除了精神抖擻的護理師大姐以外，其他人都不知道在幹嘛？原本說的幫助偏鄉、守護民眾用藥安全的人，怎麼一拿到藥學系門票後就開始利慾薰心，講一堆大實話？

但仔細想想，護理師大姐也是在出完社會、再回來唸書才這麼有使命感，班上一定有很多人也是有強大的助人使命感才來唸藥學系，只是怕講出來太假掰，所以大家還是不要對藥師失望，大學的教學目的也有培養學生的使命感，入學前只想賺錢滿足虛榮心的小朋友，畢業後一定會變成想幫助病人，順便賺錢滿足虛榮心的好藥師的！

好了，講完了，班上同學的事我只有這些能講，因為我邊緣不是騙人，同學都跟我不熟，關於藥學系系上活動：迎新、藥學晚會、營隊……這本書都不會寫，因為作者本人都沒去過。至於前面的大藥盃是怎樣？

當然是爬文啊！出書真的很辛苦！除了大藥盃以外，迎新什麼的活動別系也有，所以我就不爬文了，請大家見諒。

## 邊緣人的大學生活

最後沒有同學可以講，所以只能講我自己了。

我的大學生活大部分時間都是在宿舍床上躺平，其餘時間就是尋覓三餐以及唸書，從入學到畢業，我爸媽都不擔心我，完全沒來找過我，通電話也頂多三個月一次，住的地方他們也沒看過，連畢業典禮都沒空來！邊緣人如果只有在學校沒人理那就太弱了，我可是連爸媽都不理我呢！誰能比我邊緣？乍聽很可憐，但能讓我不用背學貸而且衣食無虞，我已經非常感恩了，而且他們大學時沒來找過我，應該也是某方面的信任我吧？（或是單純覺得我很煩不想見到我。）

因為我長得太安全，爸媽對我百分之百放心以外，同學也完全沒把我放在心上，都要畢業了，有些同學聽到我的名字還會不知道是誰！我不知道還要舉多少例子，但應該所有讀者都已經同意我很邊緣了吧。雖然得到大家同意我也不會多開心。

邊緣成這樣，如果以後我的小孩問我大學時過得怎麼樣，我只能趕快轉移話題了！但我會去參加他的畢業典禮啦，不然怕別人覺得我都不關心他。

# 大學當霍格華茲在唸

## 藥學系課程初體驗

連必修科目的介紹文我都看不懂了，還要唸就算 rap 也唸不完的專有名詞，我應該無法順利畢業吧？

不是只有物理系像在學魔法，藥學系也是在學魔法。除了把揮魔杖的動作改成餵別人藥，《哈利波特》裡面現實世界會發生的，藥學也辦得到。

讓人起紅疹、烙賽、長鬍子、男生長出女生的ㄋㄟㄋㄟ這些東西應有盡有，如果把「藥物副作用」那部分當成主軸來唸，藥學系就是在教你黑魔法！但「藥學系旨在培育『以人為本』，從事藥物科技研究與全民健康藥事服務的藥學人才。」（照抄自藥學系官網。）所以，學校是不可能把你教成佛地魔的。

## 想像在學魔法比較快樂

毒理學之父 Paracelsus：「所有物質都是毒物，沒有一種不是毒物。只要劑量正確，就可以把毒物變成仙丹。」這段話在好多藥學相關書籍都會引用，換個角度說，藥物使用得當可以治療疾病、用法錯誤則可能變成毒藥。

我們先不討論這個，大家可以去查查毒理學之父 Paracelsus 這個人，會找到一些獵奇的內容：煉金術師、精通占星術、製造出人造人霍爾蒙克斯、擁有賢者之石。然後好多有名的藥學教授、厲害的藥學書都會引用他說的話，這種感覺就跟我們的藥學教科書第一頁，引用鄧不利多的話一樣離奇。所以放棄思考，得證：藥學領域有很多巫師跟女巫。

我先說我是麻瓜，應該很明顯吧？

聽了這些怪力亂神的中二介紹，各位哈利波特迷應該對藥學系很感興趣吧！只差沒揮魔杖跟比魁地奇，其他神秘的東西例如：唸咒語、實驗室爆炸、教授長得像古靈閣的妖精、教授長得像佛地魔、教授長得像《怪獸與牠們的產地》裡的怪獸等（好像有點太超過），連哈利波特外傳都兼顧到，絕對是波特迷必讀科系！玩笑開到這邊為止，希望還沒就讀的同學可以把這玩笑當真，應該可以唸得比較快樂，因為像我就是來不及了。

就像中國醫藥學系大五彭姓女同學說：「只要你認真地讀，就一定會有所領悟，領悟自己智商不夠。」唸藥學系前看了必修科目介紹的文章，我真的看不懂，而且連介紹文都讓人看不下去，專有名詞一大堆，感覺就是要一直背背背，我應該無法讀畢業吧？

咦？結果我現在畢業了，所以我要寫一個我的版本的科目介紹，目標是讓不讀藥學系的人也看得下去！（因此內容很不專業都在開玩笑。）

## 讀藥理學前先唸基礎科目

今天你讀藥學系，結果藥理學被當，就像唸化學系，結果化學被當一樣屈辱。

藥理學可說是藥學系最具代表性的科目，在唸這科以前，沒有基本的生物學、生理學、解剖學、病理學知識，讀起來會很辛苦（而且我還少說了很多），所以大家覺得高中畢業的我們會有這些基本知識嗎？當然沒有！所以大一、大二都會必修這些打底科目。但有的大學只唸四年，基礎科目修完都快畢業了，怎麼來得及？

當然來不及！所以我們基礎課程就要大力壓縮，快速吸收！這時就會有兩種教授，一種是上課跟唸 rap 一樣，你一恍神，他已經上完要準備考試了；或是另一種直接放牛吃草，上課都在跟大家聊天，考試範圍根本只唸過標題，然後考題又考很細，最後再把大家當掉！

當學生的怎麼辦？這時教授就會說：「你們大學生就是要有自主學習的能力！不能沒教過就不會！與其給你魚，不如教你怎麼釣魚！」雖然聽了很憤怒，但教授說的也沒錯，出社會後更是不會有人教你，所以我們在大學時就要有自主學習的自覺，不然等到老師教，藥師國考都考完了。

## 醫學系也必修的一門課

回到藥理學，因為是一門研究藥物怎麼作用在人體的學問，我們當然要知道健康人體是如何運作，而在疾病發生時，人體又會發生什麼變化。依各種不同疾病分類，學習什麼疾病要用什麼藥物治療外，要再了解藥物特性、作用時間、副作用、如何代謝等，藥學生就是要無止盡地背誦。

這門科目除了藥學系以外，醫學系也是必修。

大部分的醫學生也覺得藥理學是頭痛的一門科目，而且醫師國考也要考，不像藥學系會用一整年來修習藥理學，醫學系要短時間唸大範圍的藥理學，所以大家就會發明各種口訣。

我曾經看過醫學系的藥理學講義，裡面口訣比藥學系發明的還多，而且不得不佩服醫師們，裡面的口訣有夠難背！難到我都把藥理學背完了，口訣還背不起來！而藥學系除了口訣外，因為考試內容更細，不把藥物特性與機轉[1]記熟是會完蛋的。

## 比咒語還困難的藥名

這種過於考驗記憶力的科目，普遍推薦的背誦好方法就是圖像記憶：把人體機

1 藥物如何在人體發揮作用的過程。

轉跟作用藥物都畫在一張圖上，光利尿劑[2]這類藥品，就可以獨立一個章節、畫一張機轉圖，作用位置寫滿藥名，然後把這張圖烙印在腦中，大概國考可以拿到一點點分數。背這張機轉圖就像是學一個新的語言。今天機轉圖跟你說，「瓜李羊」這個藥作用位置在人體的心血管，使血管擴張。跟他同類的藥有「瓜李雞」「瓜李牛」「瓜林魚」「瓜陳豬」，它們都作用在心血管，背起來了嗎？

背起來了！

考題：請問下列作用在心血管系統的藥品，何者可用於末期腎衰竭的病人？

解答：瓜林魚。

圖像記憶個屁啊！圖片只寫了作用位置跟機轉，我們還要一一去背每一種藥的特性，像瓜李雞會讓心跳變快、瓜李牛會有臉潮紅的副作用、瓜林魚可用在腎功能不好的病人身上、瓜陳豬不會經過肝臟代謝，這些都要背！

藥物命名皆有其根據，但我們完全沒有時間去探討每個藥物的命名原因，今天跟你說瓜李牛可以降血壓，你就把瓜李牛是降血壓藥這件事背起來！瓜李牛家族背完，可能國考考四十題，只有其中一題的一個選項會出現，真是太快樂了。真實世界就是把上面的瓜李牛換成沒看過的英文。

背藥名跟哈利波特背咒語一樣，更正，比背咒語還困難。因為這種莫名其妙的單詞，我們唸出來羽毛也不會飛起來，而且他們是高加索人耶！咒語不是英文但至少也是類似英文吧？我們是亞洲人耶，有種來PK微積分啊！

「所以藥學系到底都怎麼把藥名背起來？」

沒有啊，我都背不起來。

## 藥名唸法百百種

我當學生的時候就是背個大概，因為同類藥在名字上會有相似處，所以大致認得出來就能應付考試，當然這種應付的心態，得到的分數也頂多拿來應付不被退學。

藥學生常常發生的一種情境：一起討論功課時，大家在講某個藥，但五個人可能會有兩個人其實講的是不同的藥、另外三個人完全聽不懂在講哪個藥，大家最後

2 幫助腎臟將體內多餘水分經由尿液排出的藥物。

只好聊別的了；甚至當藥師以後，藥師之間講藥名，如果不是把這個藥的各種名稱甚至是功效都講出來，菜一點的藥師是無法靠單一資訊來確定是哪個藥的。

這還真別怪藥師不專業，藥名已經夠難唸了，再加上各種台灣國語、客家腔、講話漏風、假ABC腔，以及參差不齊的英文程度，就算是多益考滿分，聽藥名也很難聽一次就中。

藥師之間都這麼慘了，還有醫師、護理師的各種藥名唸法，與台灣某些藥名根深蒂固的錯誤唸法，陋習日積月累，最後只剩音樂是我們醫療人員的共通語言，先不要聊藥名了，大家來合唱這首「We are the world」吧。

第一科藥理學就這樣，後面還需要玩嗎？

## 每猜必錯的找碴遊戲

真的不用玩了，藥物化學絕對是藥學生票選最討厭科目之一aka國考這科直接放棄。大家有玩過Google圖片驗證嗎？像是「請找出所有含有汽車的圖片。」我們唸這科時都在玩這個，而且，真他X的超難玩。

下面這題是我們的國考題目：下列何者是可待因（codeine）的結構？

是大家來找碴嗎？還沒找到差別的請舉手。藥物化學就是扎扎實實研究藥物的化學結構，像是哪部分的結構讓這個藥有消炎的效果、破壞哪個結構會讓這個藥物失去活性，人腦能承載幾個結構的重量？

我是不知道大家啦，我個人是真的背不起來。

藥物化學會認結構很重要，如果是必考的結構，甚至也要會畫。

下頁是嗎啡的結構，大部分的藥學生都會畫，連我這麼混的都會畫了。但我會畫的大結構藥物就差不多五、六個，再多就只能

(A)

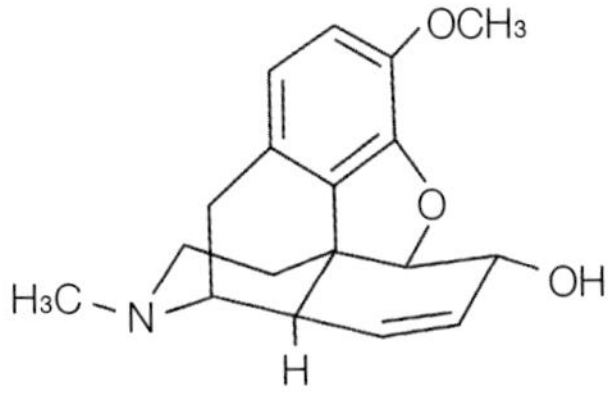


(B)

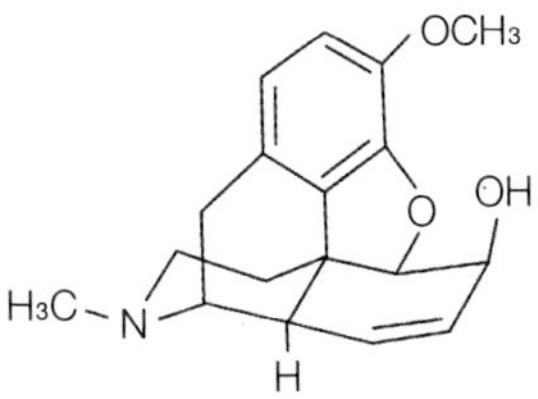


(C)

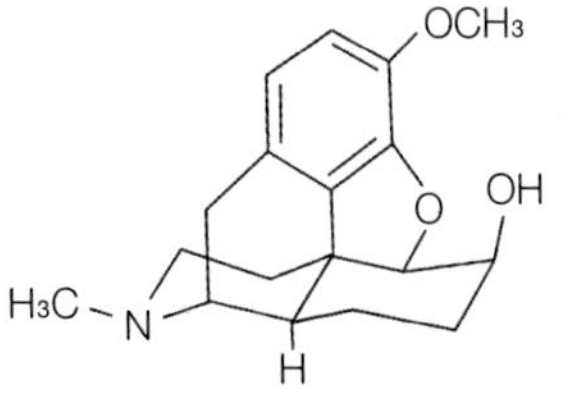


(D)

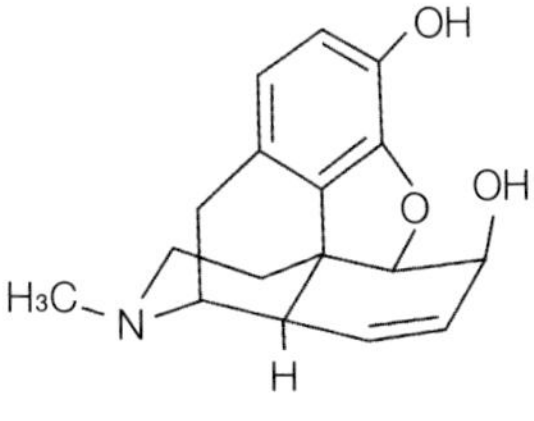

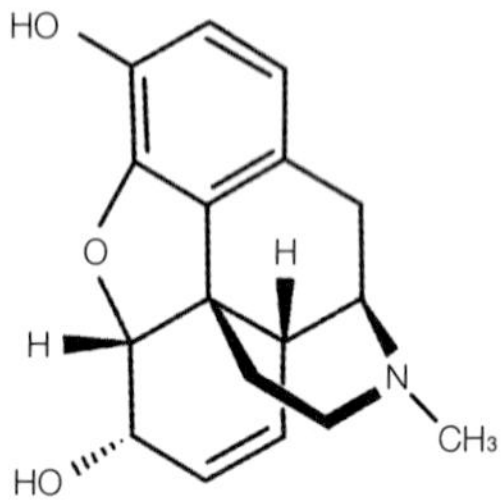


聽天命了。

小考時教授最喜歡丟出幾個亂七八糟的結構，然後問這個藥的作用、怎麼讓這個藥變成具活性或不具活性、這個藥的什麼特殊結構，會讓它對人體產生某某效果。就像綜藝節目請來賓猜名詞，看過解答的隊員開始講出各種形容詞來形容這個名詞，猜的人要講出這個名詞是什麼。藥物化學的考試要不叫我們寫出這些形容詞，要不就是會問我們最後的名詞。

這個名詞我每次都猜錯。前面形容詞的部分可能還能瞎貓碰到死耗子猜到，但最後教授如果殺紅了眼，要我們寫出這個藥叫什麼名字，我只能被噴乾冰了。

## 讓人一秒陣亡的結構考題

因為藥物的作用、代謝方式，特殊結構有特殊效果都能推測，但最後要給這個結構一個名分，我真的做不到！就像前面大家來找碴一樣，一個小小改變，它就不是它原來的名字了啊！

如果是好教授就會希望大家有推測能力，丟出一個結構圖後，不會苦苦相逼要大家告訴他藥名，只會要我們整張考卷討論一百題這個結構的特性，然後到畢業甚至是現在，我都還不知道這個藥是誰，這種留白的神秘感不是很好嗎教授？

這種死罪可免、活罪難逃的考題實在太多，我們早已習慣，但另一種以藥理學之名，行考藥物化學之實的題目，就是藥學生心中永遠的痛：請問下列何種抗膽鹼藥物可用於暈車？

喔喔喔～簡單，選項不用出來我都會了！結果選項出來，全部都是藥物結構圖，謝謝這題我不會。

去死吧！好好的考試確定要搞成這樣？不知道在考卷上多印結構會浪費多少墨水嗎？好好把藥名打上去有多困難？國考突然出現這種題目，座位前後左右、兄弟姐妹都會該該叫。但不管出什麼題目，藥物化學就是一門會讓大家該該叫的科目。

至於哪種藥師需要精通藥物化學？就是走學術路線、合成藥物，會在藥廠或是大學實驗室裡的研究型藥師；如果是很會藥物化學的醫院藥師呢？那我會很崇拜你。

（意思是在臨床上幾乎用不到藥物化學專業。）

# 麻瓜藥學生也能轉行當CSI？

## 想順利畢業先空出腦容量

學不會藥物分析法，就放棄當CSI吧；但像咒語一般的生藥學、中藥學都沒有把握該怎麼辦？那可能就要放棄當藥師了。

藥學生會在藥物分析這門課上，學習如何檢驗藥物的成分與含量。簡單來說就是，給你這一坨粉，請告訴我裡面有什麼東西？這個東西含量有多少？

這門學科可以讓我們處理新聞上說的：「市面上一常見胃藥，驚傳驗出內含致癌成分。」「疑似下藥毒害同事的兇殺案，目前仍在調查毒藥成分。」「警方破獲一起毒品交易案，在嫌犯家中查獲多種不明粉末，已交由鑑識科進行化驗。」這類的破案關鍵。

好帥！藥學系除了當魔法師還能演 CSI！我要考藥學系！

先等一下，聽完這科怎麼唸再重新考慮一次。

## 學會傳統分析還不能破案

藥物分析就是在學習分析藥物的方法，除了判讀分析結果外，分析的步驟、儀器分析的原理、什麼成分要用什麼分析法，都是這科的重點。跟藥理學一樣，這門科目內含好幾科專業科目的知識。

「傳統分析」就像卡通裡看到的：實驗室裡一堆燒杯、試管，滴東西下去，顏色改變，好，這杯應該是爺爺泡的茶。不讓美術系專美於前，藥學系也是一門很需要探討顏色的科系，在藥學系招生訊息上就有標註：色盲、色弱的同學要慎重考慮。

如下述考題：

- 爺爺泡的茶加奶奶沖的奶會呈現何種顏色沈澱？此種顏色沈澱為何種成分？
- 何種藥物會造成尿液變成咖啡色？
- 試舉出兩種實驗，會使溶液由藍紫色變成粉紅色。

這門課一點都不夢幻，光前面三種類型的題目就有好多東西要背，大家不是都說理科靠理解的嗎？好，我們來理解顏色改變的背後原因：成分還原、氧化，化學結構發生什麼變化？結構又來了！謝謝大家，我們要背更多東西了！通常這些東西背下來，過一個月就全忘了，所以怎麼辦？

沒怎麼辦，背一百次記起來或是考試看到顏色就眼睛閉閉全部用猜的。

背完這些就能拍 CSI 了嗎？

不行，犯罪現場鑑識靠這個應該永遠無法破案。

## 當CSI前要先拚命唸書

都叫做傳統分析了，在這個科技進步的二十一世紀，傳統一定比較沒效率、比較沒人在用啊！但國考還是會考。所以「現代分析」是玩什麼？就是玩「把藥丟進去儀器裡面分析」。好玩嗎？超難玩。比如考儀器跑出來的圖譜判讀：「結構有雙鍵、有六元環的圖譜會長怎樣？」

看不懂沒關係，我沒有要解釋。還有考儀器的原理與裝置：「要選購波長範圍

190～350nm 的燈源，何者最適合？」連選購傢俱也要考！傢俱我還用得到，但儀器的燈具，如果我沒有要走學術路線，我這輩子根本用不到！國考就是會考。

因為怕大家聽不懂我在講什麼，更多有的沒的我就不講了，只能說，要像 CSI 一樣帥，必須要先痛苦唸書唸很久，像我一樣不愛唸書的，大概在背顏色的部分就宣布投降了。目前講了三科，怎麼每一科都不好玩、都要放棄？

喔，因為是藥學系啊。

## 生藥學是麻瓜版的魔藥學

好玩的來了！

《哈利波特》裡的魔藥學，會記載哪些植物可以驅魔、開鎖、隱形等，但都說生藥學是麻瓜版了，雖然跟魔藥學裡面的某些植物有重複到，但我們麻瓜版的魔藥學也頂多寫這個植物的治療用途，瞬間感覺好無聊有沒有。

更無聊的是，這科目要學的東西：生藥名（拉丁文）、別名、科別、用部、成分、功效、分類，這些都要背到滾瓜爛熟，不然就是被當掉，所以藥師們都會拉丁文，但只限生藥名稱。

這些基本的都考完之後，出題委員只好眼睛閉上亂翻生藥學的原文書，咦，這頁有一個奇怪的名字，拿來考好了：「檳榔加石灰加荖藤的葉子，拿來咀嚼會有興奮的作用，此種混合物在印度稱為？」

（A）Pusapari（B）Parapara（C）Pasurali（D）Punsupari

解題：嗯……應該只有（B）可以刪去，那應該是一種舞蹈名稱，但其他三種唸起來的感覺，說是舞蹈名稱好像也說得過去，好，這題無法用推斷的，先放棄。

整張考卷就這樣放棄了四十題，可以考慮休學了。

## 藥物與它們的產地

生藥學百分之八十的題目就是有背就有分，但如果沒有認真去背，可能要整科放棄，最後放棄當藥師，被生藥學誤一生。藥學系學生可沒這麼容易投降，上述大部分的藥學生應該都會，因為我們很可憐，不把這些咒語背起來可能就當不了藥師。而且只背這個鬼名稱還是會出事，假如今天題目改問，請問 Punsupari 是下列何者整張考卷就這樣連續放棄了四十題，可以考慮休學了。

的混合物？

咦咦咦？檳榔、石灰，還有什麼的葉子？荖葉？麻荖？枯藤老樹昏鴉？等一下，是葉子還是根？還是莖？誰知道他們沒事幹嘛要嚼這個致癌物啦！（撕考卷）

還沒完，題目還可以改問：「Punsupari是下列哪種地區對此混合物的稱呼？」印尼？印度尼西亞？印加？北印度？爪哇？肚子好餓！

最後崩潰寫爪哇咖哩。

我不是背了Punsupari了嗎？怎麼會改問這個？為什麼讀藥學系還要當冒險王？我就是地理不好社會才會考這麼爛！我印尼跟印度分不太清楚也要跟你說？

旁觀者想說，靠你是智障嗎？印度有多難背？這樣都背不起來還想當藥師？

因為不是只有這個要背。

「請問原產地西非的是下列何種生藥？基原植物原產於波利維亞為下列何種生藥？*Cephaelis acuminata* 產地為何？」巴西？巴拿馬？八卦山？

我在讀課本的時候會覺得，喔，就這樣順順唸過去，我應該會記得吧。寫考題的時候就開始崩潰OS，生藥學就是背不起來啦啊啊啊！嗚嗚嗚～

最可惡的是，一堆同學考很高分，熱愛生藥的學生：「用背的就能拿分，投資報酬率這麼高，是我最喜歡的科目。」喜歡？喜歡怎麼不去當生藥學教授？那麼會背怎麼不去參加《金頭腦》錄影？怎麼不去拯救宇宙？

## 記憶力神助攻

我就這樣憤世嫉俗到快畢業，每次考試前背書，通常是背完就忘，如果幸運沒忘，考題就改成問八卦山在哪裡這類莫名其妙的題型，出題老師們一定不知道，每次在考生藥學考試，遇到那些捉弄我記憶力的考題時，我都會在考卷上看到幻影，有一個像生藥學教授的臉，用很機車的臉加上氣音一直重複對我說：「快去自殺～去自殺～」

雖然很幸運生藥學沒被當，但每次分數都又難看又勉強，這種落魄的樣子，教授你是不是最喜歡了？在這邊要鼓勵跟我一樣怎麼背都背不起來，覺得國考生藥會完蛋的同學，請不要放棄。

皇天不負苦心人，在國考前一個禮拜我突然開竅，原本怎麼背都背不起來的兄弟姐妹們都回來了！之前累積的那些像免洗內褲一樣脆弱的記憶，會在你背到一個程度後，變成高級免洗內褲，洗都洗不掉！這種「背科」背起來後，怎麼寫就是怎麼對，寫題如有神原來就是這種感覺！

最後生藥學變成國考最有把握的科目，有夠諷刺。希望大家也能在國考前開竅，或是你們不用，因為只有我這麼蠢，大家都像我同學可以去拯救宇宙。

## 中藥學不只是分辨靈芝好壞

如果把生藥比喻為料理，中藥就是裡面的中式料理。喔，太好了！雖然也可能會考八卦山這種題目，但中藥總是中文了吧？

沒有，還是要背拉丁文。只要世界上寫中藥的共通語言還是拉丁文，人參的學名就不能背：高麗蔘，要背 *Panax ginseng*。

除了學術之外，中藥學還有很多議題可以討論。之前中藥商質疑藥師修習中藥的學分過少、輕輕鬆鬆就能管理中藥，讓他們覺得很不爽。雖然說中藥學國考會考，但不能否認考的題數偏少。

可是希望中藥商不要誤會，我們不是只知道靈芝的好壞決定在多醣體、男人的好壞決定在海綿體，雖然題目偏少，但如果沒唸熟，再加上題目改變，「海綿體決定下列何者的好壞？」的這種題目我可能還是會選到蛋糕。（這個例子舉得很爛。）總之學校開的中藥學課程，我們沒修過也一樣無法販售中藥，教授也不會讓我們有修就有過，學校還是有在把關的。

## 考不上藥學系來賣中藥

所以想賣中藥，最簡單的方式就是唸藥學系、修完十六學分、考上藥師執照。中藥商們可能覺得太麻煩或是藥學系的教學太遜、中藥內容太少，希望另闢一個別的管道，讓大家可以不用考藥學系，也有機會販售中藥，更甚是成為「中藥師」。

啊話不是這樣講，中藥商們，那些藉口怎麼聽都像是你的小孩考不上藥學系？如果期望他成為「中藥師」，那這個考試的門檻是要設多低？大家敢去跟他買藥嗎？母湯喔～

如果嫌藥師受的中藥學訓練太弱，認為來唸藥學系反而會被耽誤，那就套一句大學教授的話：「大學生要有自主學習的能力！」沒教你就不會，那好險你沒考上藥學系，不然真的考不過國考。

還有說我們藥師都不會中藥，這麼笨！這點就是你不對了。不要覺得修了學分後的藥師就一定要很懂中藥，沒去接觸的東西當然不熟悉，我爸是藥師他連西藥都不太會了，警察要來抓他嗎？中藥強到你無法想像的藥師大有人在，請不要忽視這一點。中藥商抱怨中藥從業人員愈來愈少，這到底該怪誰？藥師有夠無辜，法律說我們可以賣中藥，沒去賣還要被罵？賣口罩還被罵得不夠慘嗎？（二〇二〇年限定時事梗。）

說到底各位中藥商就是要先罵自己小孩，不爭氣一點考上藥學系，沒辦法繼承自己家的中藥行，像我家同樣也有賣中藥，我不也乖乖考上藥學系嗎？

你把抗議的時間拿去唸書，現在可能已經藥學系讀到大二了！

# 好的劑型帶你上天堂

## 黑藥白藥，能治病的就是好藥

藥不是有效就好，它也可能有效到會殺死你；它要是連長相都歪掉、還沒完成任務就原地解散，相信大家只會覺得 WTF。

科學家發現了一種新的抗生素，口服後會有嚴重的副作用，病人幾乎無法完成療程，這種副作用大於療效的藥物是注定要被放棄，但後來此成分被做成外用藥膏，對於傷口感染有良好的療效，也不會出現口服時的副作用。這個藥物劑型的轉變就是歸功於藥劑學。

藥物不是只要成分有效就能拯救世界，如果它能殺死細菌也差不多會殺死你，這個成分也無用武之地。但經過藥劑學的改良，把藥物做成特殊劑型，也許這個藥仍能在臨床上佔有一席之地。

## 藥物也有交通工具

一顆藥丸，除了有效成分以外，也包含形成這一顆藥丸的賦形劑[1]。賦形劑有許多種用途：如果這個藥品有效成分一碰到水氣就會失效，那賦形劑就要完成「保護成分、使藥物安定、保存更久」的任務；如果藥物成分又苦又臭，那就要在賦形劑裡加入一些美好的事物，最後應運而生多種口味的糖漿：香草、草莓、香蕉、熱帶水果都能在醫院小兒科處方中看到，比星巴克的飲料口味更多樣化。

藥劑學教導我們各種劑型的製作方式，除了要了解這些劑型的特性外，我們要謹記，這些藥是要給「人」使用的。

如果口服糖漿沒辦法遮掩藥的苦味，小朋友一喝下去就爆吐，這樣不行；如果加太多甜味成分，小朋友一喝下去得糖尿病也不行，藥劑學可不能跟手搖飲一樣，

1 即是有效成分以外的材料。

客人說要半糖但店員手滑變全糖、客人說要去冰但店員直接加半杯冰，最後可不是再招待一杯就能了事的。

如果是口服藥丸，則是要確定它能在胃中崩散，而不是像金針菇一樣明天見。隨著時代演進，藥劑學愈來愈進步，現在也有把藥錠外殼當成交通工具，上面打了一個小孔，藥物就會在你的消化道中，從這個小洞慢慢釋放成分，達到血中藥物濃度穩定的效果，最後交通工具就會原封不動跟你的糞便一起排出。

跟所有餅乾、巧克力一樣，不是好吃就好；藥品也不是只有效、能順利崩解就好，如果長得坑坑疤疤、像是從垃圾桶撿出來一樣的藥錠，大家都不會敢吃。藥品做出來還需要經過各種試驗，合格後才能拿出來賣，連最基本的外觀都參差不齊，是不能出來混的。

## 最稱職的守「門」員

像是塞劑的製作，如果做出了一顆精美的肛門塞劑，但一塞進去就在肛門裡引爆怎麼辦？

國防部需要你這種武器專家。

我們當然是要確定這顆塞劑外型合理以外，它也能在體溫下順利融化、釋出成分，最重要的是確保這顆塞劑到病人的手中，病人是知道如何正確使用的：塞劑的包裝已經看起來邊邊角角、刺刺硬硬的，發藥時還苦口婆心告訴病人：「要打開包裝再使用喔。」有些病人還會把我們當智障，或是直接說：「這還需要你講？」

但這類不拆包裝、把邊邊刺刺的塞劑直接塞屁股，肛裂流血、慘絕人寰的事還是偶爾會發生，我們藥師都不用設計塞劑會自動引爆，病人就自動會把自己弄爆耶。

劑型當然不只上面那幾種常見的，其他像水劑、固體劑型、半固體劑型、栓劑、噴霧劑、吸入劑、無菌製劑都必須學，其中部分知識在另外一個領域有大量重疊——就是化妝品，所以藥學系很多人都會修化妝品學，然後畢業後開藥妝店。

黃藥師就是同時有藥師、專櫃阿姨身分的斜槓婦女，不讓她專美於前，我當初可是也有修化妝品學的呢，但結果如何，請參閱後面的第一百二十六頁〈不要騙爸媽的血汗錢〉。

## 科目名稱就是個謎團

這些劑型的特性以及試驗都需要一些「物理化學」的知識，「物理化學」不是指物理跟化學，而是「一門從物理學角度分析物質體系化學行為的原理、規律和方法的學科」，對，我知道你看不懂，我也看不太懂，所以才直接從維基百科上抄這段下來。以前高中化學老師是化工系的，他說他唸物理化學的時候，都不知道在幹嘛，後來發現我唸大學也好多科目不知道在幹嘛。藥學系就有一科「藥用物理化學」，研究藥物各種劑型的物理性質，溶解度、黏度、流變學[2]等等，還有一些物理公式要學，真的非常有趣呢。

除了物理化學會考，藥師國考的參考書目有一本《中華藥典》，是一本記載藥品規格、製劑工藝、檢驗標準的法典，如果藥廠沒按照這本法典的配方製造、檢驗，就使用這個藥品名稱是會犯法的，看起來這本藥典跟《漢摩拉比法典》一樣有法律效力，但跟《漢摩拉比法典》一樣，我只記得一句：「以牙還牙，以眼還眼」，《中華藥典》我只記得——國考考過的題目。

## 依法製藥，謝謝指教

這邊分享一題我最喜歡的藥劑學考題：「下列何種糖漿劑最適合於具有苦味的藥物？」

（A）橙皮（orange）
（B）覆盆子（raspberry）
（C）櫻桃（cherry）
（D）薄荷（mint）

題解：應該要選最甜的吧？那先把薄荷刪掉，雖然有薄荷口味的冰淇淋，但它只寫薄荷，好，刪掉，然後是橙皮，雖然寫橙皮，但括弧內可是orange啊，出題教授可真是個壞心眼呢，而且orange如果是苗栗苑裡的砂糖橘應該就很甜，但他沒有括弧寫：苗栗苑裡產，也刪去，剩下覆盆子跟櫻桃，這兩個到底誰比較甜啊？感覺

2 研究具有流動性質的物體，如沙子、水，在外力的作用下所呈現的相關物理特性。

都會在甜點裡出現，但加在藥裡面會不會太高級？不會還是用西北櫻桃吧？

好！猜B！

每次考完一科，太陽穴都會陣陣疼痛，因為考試時都在想這些東西，最可怕的是還很容易答錯！這題在《中華藥典》裡有寫，掩飾苦味最好的是可可、次好的是覆盆子，有任何道理嗎？沒有！只怪你沒唸《中華藥典》！雖然是《中華藥典》，矯味劑卻那麼洋派！

藥典唸不下去的原因有很多，我這邊節錄《中華藥典》第二版改版的內容：「呈色法由63％降為7％，薄層層析法由55％增為87％。」不敢再多節錄了，看完應該只記得87％這個數字，而且這是第二版，現在出到第八版了，我甚至現在都還沒看過《中華藥典》本人，節錄內容又是我抄維基百科的。

不是我太混，一定要拉其他藥學生下水。我調查過一百名藥學生，只有十二人唸過《中華藥典》。但因為這是國考參考書目，代表出題教授可以用電風扇吹藥典，翻開的那一頁就拿來考，所以國考只要看到關鍵字：「依據中華藥典……」該怎麼做應該不用我多說了。

## 理科不好的人請保重

藥劑學前面加了生物兩個字，對某些人來說就是世界毀滅了。

生物藥劑學是研究藥物進入人體後，一連串從入口到出口的奇幻旅程，跟藥劑學背多分不同，生物藥劑學是一門國考可以使用計算機的科目，對，藥學系的修習路上還需要用到工程計算機，因為計算藥物在體內的濃度、排除時間等，都需要一些比較複雜的計算公式。

本來就是因為數學、物理不好才來唸藥學系，但大一就要修微積分跟普通物理，之後又會遇到藥用物理化學、生物藥劑學，還要動用到工程計算機，藥學系是不會放過理科不好的人的。

跟藥理學研究藥物如何作用不同，生物藥劑學研究藥物進入人體後會跑去哪裡、分布在哪些地方、如何代謝、在體內會待多久等，牽涉到藥物濃度、多少濃度會有治療作用，這時藥師就要跳出來了。在臨床上，某些藥物需要到一定濃度才會有效，但超過一定濃度就會有毒性，所以需要監測病人的血中藥物濃度，如果超過就要計算如何調整劑量，使血中濃度維持在治療範圍內。

有人認真看完前面那一段嗎？應該不多。不少藥學生對於藥物在體內的奇幻旅程也一點都不覺得奇幻，只覺得想死，特別是國考還要在那邊按計算機。討厭算數、對於公式應用理解不能的藥學生大有人在，但就跟有人怎麼樣都背不起來背科、有人就是過目不忘一樣，不少藥學生也覺得這科的計算好簡單、不需要怎麼背就能拿分好開心。

因為這科對我來說比較偏理解而非記憶，不像前面幾科背到死，這科國考內容也沒有砂糖橘這種詭異題目，對於生物藥劑學怎麼樣都唸不起來的藥學生，我只能說，繼續唸，一定會唸通的，這部分我只能講幹話了。（跟聽到別人跟我說背一百次就能背起來一樣，我聽起來也覺得是幹話。）

# 我們不是只有學包藥

## 調劑與發藥的教戰手冊

各位請給藥師一點尊重，要讓民眾拿到正確的藥是門學問；也請行行好，不要隨便把鈔票給江湖郎中，花錢傷身真的會欲哭無淚。

世界上第一杯可口可樂在哪販售？

答案是一間藥局。

以前美國的藥局除了販售藥品以外，還會賣汽水、冰淇淋，藥師堪比現今的便利商店店員，而調劑學就是在學習藥師在藥局調劑時該會的所有技能，很可惜隨著時間演變，販售冰淇淋沒有再列入藥師業務，否則調劑學也會教我們做冰淇淋。

## 警察先生，犯人就是他！

那藥師調劑要會什麼呢？從如何調製點耳液、糖漿、栓劑、注射劑、藥粉等特殊劑型，到調製時的禁忌、什麼藥跟什麼藥放在一起會完蛋，還有藥品的包裝與標籤要寫什麼、藥品儲存的要求，其中有大量的知識需要學習。

古代的調劑工作，醫師開立多少劑量的退燒栓劑，藥師就要用材料把栓劑做出來。量取有效成分，再跟栓劑的賦形劑混合，最後像「培樂多」黏土遊戲一樣，做出一顆子彈型的栓劑。現在只有學生時期調劑學實驗會做栓劑，出來工作就是把藥廠做好的丟進藥袋就好，唯一比較需要調劑技術的就只剩磨粉、分包了。

在醫院無處伸張調劑技術，導致某些很懂調劑學的藥師，開藥局後自產自銷神丹妙藥，自製各種特效藥、神秘藥水。民眾走進藥局，沒被削個好幾萬塊走不出去，甚至大推：「比醫院還厲害！」

這些故事在幾十年前有聽黃藥師說過，現在不知道還有沒有這類藥局，但我家是絕對沒有幹這些勾當的警察先生，至於我家附近的藥局我就不清楚了。

雖然藥學系有在教怎麼做，但自產自銷含有處方藥成分的藥品就是違法[1]！藥學系的訓練是要藥師去合格的藥廠做，不是在家當絕命毒師！

## 別被江湖郎中給騙了

各位民眾也請您行行好，不要聽到「特效藥」就高潮，不只藥局，連在醫院也會口耳相傳「特效藥」：在排隊拿藥時，江湖郎中跟你搭上話，說他有某某醫師的「特效藥」，你就鈔票給人家。這種故事在醫院幾乎天天發生，醫師、藥師苦口婆心要民眾按醫囑服藥，也比不上路人所說的「特效藥」。

我從出生到大學畢業，「特效藥」這個乍聽跟藥學息息相關的名詞幾乎不曾出現過，黃藥師從來沒跟病人說過：「這是特效藥。」讀藥學系期間，也不可能有教授會說：「來來來，這個藥就是痛風的特效藥！」

結果一出社會，病人整天問我：「醫師有沒有開特效藥給我？」「這個藥是特

1 〈藥事法〉提到：需由醫師處方之藥品，非經醫師處方，不得調劑供應。

效藥嗎？」「我兒子要吃特效藥！」

這時候，我只能給予一個深深的擁抱，並在病人的耳邊說：「擁抱就是最好的特效藥。」

然後再咬掉他的單邊耳朵。

開玩笑的。

一開始我都是苦口婆心地說：「沒有最好的藥，只有醫師認為最適合你的藥喔。（微笑）」後來職業倦怠：「對對對，這是特效藥，特效藥你就要乖乖吃，這樣就可以了，下一位。（面無表情）」

## 調劑學要懂程序與背誦

「特效藥」就是話術，沒有一種藥可以解決一切，醫師依照你的個別情況所開立的藥物，就是屬於你這個人的「特效藥」，別再聽信沒有診斷過你的病情、只看你面相就賣你的「特效藥」了。

講到這邊搞得調劑學好像在教我們怎麼做「特效藥」來招搖撞騙。不是的，其實調劑學大部分在教調劑程序細節，還有一些計算題，如：調製1L0.01%隱形藥水，應使用多少mL的2%隱形藥水？（又開始《哈利波特》。）

另外藥品效期也是調劑學的重點。

誰不會看效期？阿嬤去買牛奶都會看了，藥師還要教才會？

藥品本身的效期我們當然會看，但如果藥師對藥品做了一些「調劑動作」像是：製成懸浮液、跟其他藥品混合、製成栓劑、磨粉、重新包裝，那上述全部的效期都會因此而改變，而且全部都不一樣喔。但就是背起來就好了嘛，反正我們也沒差再背這些東西啦，哈哈哈，哈哈……嗚嗚嗚……。

## 看手寫處方就像在觀落陰

當醫師開立一份處方，病人拿到藥局要你調劑，如果看不懂醫師寫什麼，那前面學的調劑技能就通通沒用，所以也要學習看懂醫師處方。

大家應該看過醫師寫的字吧——一條蚯蚓，裡面就述說了藥名、一天吃幾次、幾天份等資訊。為了訓練這個觀落陰的技能，藥學生們都會相約去文具店的「賣筆區」，看試寫紙上的鬼畫符，再把它翻譯成各種醫囑。

當然是開玩笑的。我看不懂啦！

現在醫師處方都是用電腦打字、正楷字體輸出，如果真的是手寫的，那也一定要有所有基本資料，最重要的，要有所屬醫療機構的地址與電話，這樣才能打電話去問醫師是在寫什麼。

病人的用藥安全不能開玩笑！用草書寫的處方看不懂，那我就只好打電話騷擾醫師！醫師你要不要順便買一台電腦！現在都二十一世紀了！

## 聞風喪膽的調劑疏失

回到把藥丟進藥袋這件事，非從事醫療業的親戚們也會誤會：「藥師不是就是把藥放進袋子裡就好了嗎？」如果把藥丟進袋子裡這麼簡單，那你來丟丟看！

藥品有許多名字長得像、唸起來像、外觀長得像，非常容易導致調劑失誤，之前就有新聞報導醫師口頭醫囑安胎藥，但藥師給成墮胎藥，兩個藥名：Anpo、Apano，對於一天經手好幾百份藥品的藥師，這種嚴重疏失的發生其實不難想像。

除了藥品名以外，多種劑型、不同給藥途徑也是造成調劑疏失的原因：藥品成分一樣，但有口服、栓劑兩種劑型，病人拿到也沒有認真看就直接吃或直接塞，這類事件都是我們當藥師一輩子在避免的。

由此可見，光是把藥放進藥袋裡就有很多學問。在唸調劑學課本的時候，我跟一般民眾一起笑出來：「這也要講？這樣也會搞錯？也太笨了吧哈哈哈！」

等到實習的時候，學長：「學弟拿錯了喔～這個吃下去會死喔～」好可怕，真的會拿錯，我明明有認真看啊！

等到工作的時候：「昨天有人給錯藥，病人拿回家後發現怪怪的，現在來醫院投訴。」還要當藥師嗎？不要了吧。

藥師也是人，只要有人的地方，就不可能不會出錯，能夠一輩子沒有調劑疏失的大概只有媽祖吧？但民眾也不需要太杞人憂天，調劑學教導我們各種降低調劑疏失的方法，藥師們也會設下重重關卡，也許這一關錯了，但後面也會攔截錯誤，不造成病人拿到錯的藥。至於拿錯藥的故事，我們後面文章會邊哭邊講。

最後回到調劑學，這科考試真的很平易近人，因為完全沒有前面八卦山、西北櫻桃等題目，大部分的調劑內容，只要有去醫院實習過，對於基本藥師該有的調劑能力都能掌握好，可以說是藥學系不太需要準備的國考科目。（還是準備一下好了，因為我就是不太準備，所以最後只比及格多幾分而已。）

## 發藥給聾啞人士其實不難

臨床藥學是藥師國考我最喜歡的科目之一。這科探討在醫院、藥局，所有臨床上會遇到的問題。例如當遇到聾啞人士時，該如何發藥？

答：「手語課程列入藥學系必修。」如果這樣的話，全世界語言都要列入醫療相關科系必修，印尼文沒達到可溝通程度不得畢業。

當然不可能啊！其實聾啞人士很好溝通，一些小細節做好就沒問題了。而且馬上學以致用，一開始發藥沒多久，這狀況就被我遇到了。

「請問大名？」

「……」

「……請問大名？」

「……」

啊啊啊～他不會說話啊！我只會比手語的「謝謝」怎麼辦？一直比謝謝他會不會以為我要跟他玩手指相撲？看他手指那麼長我應該會輸吧？好險臨床藥學有教，可以用紙筆的方式交談，或是拉下口罩讓病人讀唇語。結果病人超好溝通，秒懂我的意思，我紙筆都還沒秀出來，只拉下口罩講話他就懂了，但也可能是被我的長相嚇跑。

## 藥師要與病人溝通無礙

我會喜歡這科國考科目還有一個原因，請見下列一〇八年藥師國考題。

李太太非常憂慮地詢問藥師：「我的醫師說如果我吃這個藥仍然沒效，就要開刀了！」藥師如何回應最適當？

（A）請放心，這個藥一定會有效。

（B）先不要擔心，說不定這個藥會有效呀！

（C）我們來看看如何用這個藥，讓它發揮最大的效果。

（D）你有問醫師這類藥品有其他剛上市的新藥嗎？

（E）不回應，通知警衛。

選項E是我亂加上去的，答案是C，是不是覺得藥師國考其實也沒那麼難？再看一題。

下列何種肢體語言會對溝通造成負面影響？

（A）兩眼注視對方。

（B）雙手交叉於胸。

（C）臉部面帶微笑。

（D）輕拍對方的肩膀。

（E）輕拉對方的耳垂。

選項E是我亂加的，答案是B（和E），是不是開始瞧不起藥師了？

雖然是真的國考題，但就是偶爾出現一、兩題這種題目，其他都還是很有專業難度啦，而且這些題目也不能不出，不誇張，有些藥學生非常會唸書，但與人溝通會有一些小障礙，上述兩題可能都會選E，畢竟藥師工作大部分還是需要與人溝通，所以這類大家看起來很理所當然的題目，還是有其存在的必要，在此鼓勵出題教授們可以多出一些這類題目。

## 問對問題也是門學問

至於有專業難度的題目是什麼？就是一些臨床上藥品如何選用、依照病人資料給予適合的治療建議、在醫院當藥師真的會遇到的專業問題等，當然大部分都是這種題目，是不是覺得前面的題目比較有趣？

那再補充一個有趣的。臨床藥學也會教導我們問病人問題的技巧，才能節省彼此時間以及促進社會和諧。我們要使用「開放式提問」，而不是使用「封閉式提問」，以下為「封閉式提問」的範例：

「李先生，請問你有在使用降血壓的藥品嗎？」「有。」

「那你知道藥品名稱嗎？」「知道。」

「那你可以告訴我藥品名稱嗎？」「可以。」

「可以，那你要說了嗎？」「要。」

「好，那你說。」「我不會唸那個英文。」靠。

但這個範例錯的人是藥師，因為他問問題的方式根本不對，正確的問法是：「李先生，把你目前有在服用的藥品通通拿來！現在！立刻！馬上！」開玩笑的啦，而且這樣完全沒有問問題，只有命令。臨床藥學教我們使用「開放式提問」：「李先生，請問你現在有在服用什麼藥物？」就是這種不能讓對方簡答的問句，才能從病人口中得到最多資訊。

但以我工作的經驗，這種問句也有病人會嚇到，因為太像在考試，病人十個有九個都支支吾吾，可還是比上面令人血壓升高的對話好很多，所以大家別緊張，藥師問你問題時冷靜回答就好，答錯或是超過回答時間也不會被彈額頭。

# 請相信我們的一片赤誠

## 用藥問題找藥師就對了

先別嗆民眾了，如果是我，當然也會選領藥還能拿贈品的藥局！其實大部分藥師們都很奉公守法的，只是不得不向資本主義低頭。

學完了前面的科目，我們已經知道藥物的用途、副作用、如何使用，甚至怎麼做出來、怎麼調劑、怎麼教病人使用都會了。接下來就要開始學習真槍實彈的藥物治療學了。

教授：「一名健康男性最近被診斷出第一期高血壓，應選擇何種藥物治療？」

我知道治療高血壓藥物有哪些，而且對於沒有其他疾病、只有高血壓的病人，這個、這個跟這個藥都可以，到底要選哪個？選看得順眼的嗎？「嗯……我覺得，可能會先請他不要吃太鹹。」「我也覺得你可以被當掉。」

## 給予治療建議也是種技能

學科學的人講「我覺得」就是被打死，你是藥學權威嗎？你怎麼覺得沒人在乎！所以我們要學藥物治療學，它會教你如何精準選擇最合適的治療藥物。

這科算是我大學期間唸最認真的科目，有一種終於能把準備很久的武器拿出來用的快感。即使前面學了那麼多藥，在還不懂藥物治療學的情況下，活生生的病人在我眼前，我根本不敢給藥物治療建議，因為實際治療要考量的東西太多了，但學習藥物治療學後，醫師就是這樣用、治療指引就是這樣寫，我終於看破紅塵了！

大家記得前面藥理學我們都怎麼上課嗎？就是老師學饒舌歌手講課還是教不完，但藥物治療學就不一樣了，授課老師通常是在醫院工作的臨床藥師或是醫師，他們教書以外的時間就是身在醫療現場，所以教你的就是現在大家在用的治療法，而且精準把你出來上班會看到的處方教完，都不用唱 rap，慢慢教就教完了。

教完就可以開始閒聊了。而且在醫院上班的人，閒聊內容都很好聽。醫師會分享他看過哪個名人，不然就是醫師都吃哪個藥來減肥；藥師也會分享他正在實驗長期服用某藥能夠延年益壽，或是病人自己發明的神秘偏方。

## 正確用藥請來問藥師

因為怕大家亂學，所以當然不能亂談論這些東西，我們回到課程的部分。（惹讀者生氣）藥師跟醫師不用表明身分，聽他們上課就能猜出職業類別了。

藥師通常都會把藥物講得非常深入，遇到國考常見藥物還會認真幫我們帶入國考題，因為也曾經身為藥學生，所以很能感同身受我們的痛苦。

如果是醫師授課，藥物本身不會講得跟藥師一樣細，但在應用與臨床案例上經驗豐富。當時傻傻的以為掌握藥物怎麼用就好，出來工作後，才開始後悔當初沒有把醫師處方經驗奉為圭臬，搞到現在看到醫師處方沒照著治療指引走，但也不能說這個屬於處方錯誤，就不敢打電話問醫師在想什麼，最後只能抱著疑問到老。

醫師選完專科以後，通常執業會使用到的藥物就那幾百種，但是在大醫院工作的藥師，會調劑到所有專科醫師的處方，當然不會每科用藥都專精，但大方向的藥物治療都會廣泛接觸。這就能解答我前面的疑問，藥師會的醫師怎麼可能不會？

真的可能不會。

醫師有多忙應該不用多說，他們不可能全知全能，我在開始唸國考科目時就覺得，這些學科醫師應該沒有空學吧？問過當醫師的同學，他真的只有學藥理學，其他藥物化學、生藥學都不會接觸，藥物治療在沒選專科以前會接觸大範圍，之後選科就只會精讀本科的疾病治療。所以去看病，選對看診科別真的很重要。

藥物治療學老師：「醫師的專業在診斷，而治療，尤其跟藥物有關的一切治療，我們都應該比醫師清楚。」

如果你拿冷門或是新的藥去問非當科醫師，他可能不知道那是什麼，但只要是藥物，大部分藥師都會知道。所以「生病看醫師，用藥問藥師」這個口號不是開玩笑，請民眾多相信藥師一點，我們不分科別，而且我們真的很懂藥啦真的！

## 藥師執照是會過期的

一下當魔法師、一下當鑑識人員，那學藥事法規可以當王牌大律師嗎？當然不行。這科只教跟藥師相關的法規內容。簡單來說就是教我們不要被告、不要被罰錢。跟醫師比起來，藥師不容易被告，倒是我們比較會告病人。（曾有病人領藥等太久就揍藥師耶，這個要告一下吧？）出去工作會被告、被罰錢、被病人揍，那家裡有錢的藥師，乖乖在家裡躺，給爸媽養總可以吧？

可以，但你可能六年後就不是藥師了，因為藥師執照會過期。醫事人員不是考到執照就能一勞永逸，每六年就要更新一次執照，當然不是繳錢就能更新，而是這六年內要持續去上課、累積學分，活到老學到老才能繼續當藥師。

之前我跟爸媽一起去上學分課程，我旁邊的阿公藥師一坐下就咳到我想幫他打一一九，後來發現他怎麼不咳了，一轉頭，原來是睡著了，難怪那麼安靜。等一下，應該只是睡著吧？

要繼續當藥師，就算呼吸快停止都要來上課，當醫事人員真的不容易啊～

## 不要輕易嘗試犯法的生意

除了要一直上課外，法律規定藥師的東西還有很多，底下總共有四種情境，我們一起來當衛生局稽查員，來猜猜看誰犯法了。

- 陳伯伯是一位資深藥師，為了要更新藥師執照，都會乖乖去上學分課，但是每次只要講師一開講，陳伯伯就會一秒入睡並且發出極大的鼾聲，讓教室裡的講師與同學不堪其擾，在爆睡八個小時後，陳伯伯學分滿滿，也因此順利更新藥師執照。
- 曹藥師接到醫師處方後，發現處方有疑慮，致電醫師後，醫師堅持不改，曹藥師認為此處方悖於用藥專業，老大不爽拒絕調劑此處方，請病人離開。
- 李藥師經營社區藥局，為了鼓勵民眾至他的藥局領取慢性處方箋，開辦「領慢箋送衛生紙」的活動，藥局生意蒸蒸日上。
- 邱藥師發現病人處方箋裡的其中一筆藥缺貨，自己只有同成分、不同劑量的藥，於是打電話給醫師請其更改處方。

答案當然是要打死陳伯伯啊！

開玩笑的，我們要尊重老人，都這麼辛苦來上課了，我們也只能睜一隻眼閉一隻眼，不然等我老了去上課的時候，年輕藥師打我怎麼辦；至於曹藥師拒絕調劑處方，是基於正當理由，所以沒有犯法；邱藥師因為缺貨，請醫師更改處方也是可以的，但不能直接省略這筆藥或用別的藥代替。

## 騙子回頭金不換

至於「領慢箋送衛生紙」這點，其實是犯法的，犯了〈藥師法〉第二十一條裡的：違反藥學倫理規範。民眾為了贈品到醫院蒐集慢箋，再到藥局領取藥品以及贈品後，把藥品直接丟垃圾桶，因為他只想要衛生紙、牙膏、牙刷，如此浪費健保資源，藥師可以裝傻說自己不知道民眾把藥丟掉，也許是真的不知道，但有贈品，怎麼會覺得台灣人民會放過貪小便宜的機會呢？

藥師不是以專業來取信於民眾，而是靠贈品這些小利小惠來招攬生意，對於藥師專業無疑是一種打擊。但民眾應該覺得還好，有贈品拿多爽啊？如果我是民眾，我當然選有贈品的藥局！所以只能呼籲送贈品的藥師，回頭是岸，我們不要靠犯法來拉攏生意吧，這樣真的不好看。

這邊我要大喘一口氣，因為我家從來沒有搞過送贈品這類事，不然這裡是要我怎麼寫？謝謝黃藥師當好榜樣一次，在此給予嘉獎，也提醒衛生局直接跳過我家，不要來稽查，我們是奉公守法好公民。（愈來愈可疑。）

## 犯法後永遠不能當藥師

法規還有一個大重點，就是毒品跟管制藥。雖然我們大部分藥師都沒吸過毒，但應該可以算是最了解毒品的人了。讀書時期背這些毒品的化學結構、考試要考毒品分級、教授會教毒品的性質與吸食法、如果選修毒理學還要背毒品的民間名稱：白板、一粒沙、紅豆、四號……。

然後出社會當藥師，則要跟吸毒的人接觸，給他們戒毒的藥品。醫院所謂的戒毒，正確說法是「替代療法」，也就是給你另一種毒品，來戒除原本在用的毒品。這個替代用藥同樣具有成癮性，所以我們要監督病人當場喝下去，嘴巴打開確定有喝完才能讓你走，以免發生口含藥物夾帶出院的情形。

藥師跟毒品的牽連還沒完。我們走出醫院要去校園宣導，跟學生們聊聊毒品的危害，講一些慘絕人寰的故事，用一些輕微恫嚇的圖片與言論，讓學生們不用拉K

就自動嚇到尿褲子。就因為我們是最懂的人，所以知法犯法更嚴重，不管是製毒、販毒、運毒，只要犯毒品危害防制條例之罪，經判刑確定者，執照吊銷，如果你不是藥師，那你這輩子也不能當藥師。

教法規的老師都會在這裡一再重申，因為毒品獲利大，最怕藥學生之後誤入歧途，為了賺更多錢而作出傷天害理的事。但好險還是要多讀一點書才會製毒，所以應該大部分藥師不會製毒（吧）。我不會喔，不要看我。

藥師國考裡，這科是很多人的最愛，因為終於輪到台灣的法律出來了！這個總不會用英文寫吧！

真的全中文！而且背背法條就能得分，好多人都靠這科拉分，而且我們是藥學系耶，前面英文咒語我們都背得嚇嚇叫了，你這中文條文就算考藥師法第幾條，我相信大部分藥學生都還是能考一百分給你看。（但不包含我。）

# 不要騙爸媽的血汗錢

## 選修課程大亂鬥

以為選修課能學到化妝品知識，但阿姨們竟上起化妝教學；而氣功老師還從養生學講到陰陽眼去……大家精神方面都還好嗎？

就讀藥學系，每學期幾乎都不太需要選課，因為學校已經幫你選得差不多了。基本上課程名稱有「藥」這個字的都是必修，而這些修完，基本上就超過每學期學分最低要求，剩下就是大家各憑本事選修了。

### 一場崎嶇的選修課之旅

說是各憑本事，有些選修根本是潛規則的必修啊！

教授：「我開的這門選修課，基本上你們沒有在大一先修過，之後我的必修課你們一定會聽不懂，有選修的會先加分。」

全班都選修。

還有班上同學拚獎學金，把選修學分選到滿，之後靠選修分數來拉必修科目分數，年年都拿好幾萬。我這種隨波逐流的學生，都是室友叫我選什麼我就選什麼。

「這科只要有去上課，期末成績都有八、九十啦。」

「這科對未來很有幫助，學長姐都說獲益良多，一定要選。」

好好好，我都選。

我不是軟爛又伸手牌才這樣靠室友，是因為我必修就焦頭爛額了，根本不敢想選修什麼東西，自己專業就搞不定的人沒資格發展興趣！而且人家都有學長姐可以問，我直屬學姐在跟我見完面後就打死不相往來了（如果大家還記得），所以室友都很好心會提供我選修情報。

之後卻展開了一連串歪斜的選修之路。

## 謎一樣的化妝品學課程

家中藥局兼賣化妝品的我，選修這堂課理所當然，從小看家裡客人塗塗抹抹這些年，我可是一丁點東西都沒有學到，到了大學趕快追趕進度看能否學以致用，了解化妝品應該就能了解女性了吧？

結果應該只能了解五十幾歲的女性。

首先授課教授上了第一堂類似基礎生物學，以及感覺是 line 群組會傳「認同請分享」的知識之後，他就從此不出現了。他說他邀請了在業界有名的美容師後，就留下錯愕的我們。下堂課來了兩位打扮花枝招展的阿姨，看起來有年紀，但還能說是風韻猶存的那一型，應該是教授的菜。

阿姨第一堂課是精油教學，果然是業界的人，完全沒在跟你五四三，原理一句也不提，鐵口直斷：「這款精油，客人用了都說讚！」還變成像電視台賣壯陽藥的女主持人，說某種精油可以用在「力不從心」的男人身上。

哈囉？我們是藥學系的學生，不是公園裡的阿公。

阿姨講完後要我們實作，把精油發下來請我們按摩自己，好險只是要我們按摩脖子，不然在校園內應該已構成犯罪了。在學生們拿著精油，覺得莫名其妙的時候，她們兩位在台上已經互按得如火如荼，還在那邊：「右邊一點，對，就是那裡。」到底知不知道我們都在台下看著？妳們除了當美容師確定沒有做別的嗎？

然後就這樣按摩一個小時——下課，謝謝老師。

## 傳授職場妝容的秘訣

教授真的很會開玩笑，下一堂授課老師仍然是阿姨二人組。這次竟然是介紹職場妝容呢。阿姨當場挑了一位女同學上台，在台上化起妝，完全沒有管我們一票藥學系男生。我們要學職場妝容幹嘛？幫女朋友化？化完應該不是上職場是直接火葬場吧？

因為自認無法跟上課程，於是我自我放逐、開始進行趴睡的動作，一覺醒來，我的天啊！剛剛清湯掛麵的女同學，現在變成像要上《現在不准笑》的通告藝人！我是看不太懂彩妝啦，但如果是綜藝節目，這個妝我一定會笑！

女同學看起來倒是完全笑不出來，阿姨還不會看臉色，給我用台語說：「這個妝容很大方又有氣質。」

為什麼職場妝容要大方？阿姨妳還是閉嘴比較好吧。

就這樣也畫了兩節課——下課，謝謝老師。

## 宴會妝容完成度一百分

教授一定很喜歡這兩位阿姨，因為阿姨沒有要放過我們，下禮拜她們又來了。這次是宴會妝容。

已經完全不知道要怎麼吐槽了耶。恥度無極限的兩位年過半百阿姨，在台上互畫，可能是她們彼此都太想擁有宴會妝容，所以這次沒找學生上台。畫了一節課後，下一節課她們就走下來展示妝容給我們看。

夭壽喔，不只化妝，連髮型也是一組的。

阿姨雖然妝化得像鬼新娘，但髮型有掌握流行趨勢，捲一個空氣瀏海出來，可是因為阿姨的髮量比較少，所以一定不是現在女學生流行的那種空氣瀏海，反倒比較像是王世堅的那種空氣瀏海。

阿姨教學心切，一個都不能少，我都坐最後一排了，她們還從頭走到尾，不留活口地展示。

坐我前方的女同學原本在睡覺，阿姨還拍她肩膀叫她起來，女同學一抬頭差點尖叫，化妝品學課程還能遇上佛萊迪的概念。

最匪夷所思的是請她們來的教授，這門課搞得像是化妝教學就已經無法原諒了，結果請五十幾歲的阿姨來教我們化妝是某種惡趣味嗎？而且還上三次課！教授你老實說，阿姨到底給了你什麼可以來教課？

上完這門課完全學不到什麼化妝品知識，只讓我知道，五十幾歲的阿姨，是什麼都攔不住她們的！

## 氣功老師的唬爛術

崎嶇的選修之路是走不完的。

室友推薦的選修科目太過熱門，選不到的我退而求其次，選了一門名字差不多的課，基本上就是在談養生，學藥學的應該可以掌握吧？

沒有，我完全掌握不了。第一堂課，同學沒一個藥學系的，我人群恐懼症直接牙起來，老師一來，講的課程內容讓我更絕望。不是要談養生嗎？怎麼又像在拍《現在不准笑》了？

「來，這堂課呢，我會教你們氣功跟丹田運氣法，老師本身花三十年跟幾百萬花費練成，因為抓到了訣竅，可以讓你們一小時學會，之後慢性病、憂鬱症跟失眠都不可能會發生。」

對，是原音節錄，我一個字都沒有改，就是從他嘴裡說出來的。

「台大醫師教的丹田呼吸法（冷笑），只能說我教得比他們複雜上百倍，X醫的系主任、院長什麼的都是我的學生啊。」

好好好，不能以貌取人，搞不好他說的是真的，認真學我可能一輩子都不會有慢性病、憂鬱症跟失眠。之後老師表演了一套很像癲癇發作的動作——下課。（因為前面說大話說太久。）

可、可能他說的是真的啊，下一堂課再聽聽看，搞不好真的可以一輩子不會有慢性病、憂鬱症跟失眠。

下一堂課之後我再也不相信他了。

## 幾分證據說幾分話

老師帶了一盒看起來是液體的東西，然後開始說這個有磁場、能治百病什麼的，還神經兮兮說手機不能靠近，會破壞他這個東西的磁場。難道，這就是傳說中的「順勢療法」[1]嗎？

難怪藥學系沒人修，因為這就是跟實證醫學[2]最牴觸的治療法。

藥學系教我們的是，幾分證據說幾分話，你有證據證明這個藥有效，那你有多少證據？樣本數太少、實驗做得不夠嚴謹我們還不相信。但「順勢療法」不一樣，

1 此理論是指，如果某個物質能在健康的人身上引起病人患某病時的病症，將此物質稀釋、處理後就能治療該病症。

2 是一種醫學診療方法，強調應用完善設計與執行的研究將決策最佳化。

它就是一個沒什麼證據的療法。

老師：「你們看看醫師平均壽命多少？統計是六十五歲耶！比我們國人平均壽命少了多少？你看看他們自己在治人家病的，自己身體卻顧不好！」（原音節錄，資訊可能不正確。）

「順勢療法」的擁護者討厭主流醫學很合理，還很用心去找人家的平均壽命資料，但仔細想想，醫師還不是被你們這種人氣死的！腫瘤科的醫師最怕遇到一種病人：來治療癌症，治一治就不見、不回診。原來是聽信阿貓阿狗的話，使用了非正規的治療，然後在途中發現不對勁，趕快又回去找醫師，原本的疾病早已惡化，爛攤子也是醫師來收。

結果老師在這邊扯醫師平均壽命短？

## 從養生學講到陰陽眼

退一百步說，每種治療法都有它的理由，也許真的有人就靠這個療法重獲新生，但老師後來的授課內容愈來愈讓人無法置信：「我小時候有天眼，跟陰陽眼不一樣喔，天眼看得到神跟鬼，但我覺得太困擾，所以找了密宗幫我『闔眼』。」

他怎麼沒順便把你的嘴也闔起來。

前面氣功的部分我還願意睜一隻眼、閉一隻眼相信；「順勢療法」的時候，我也是兩眼都閉起來讓你說；後面開始講這個，我就不能接受了。如果今天課程是神秘學就算了，養生的課程講什麼陰陽眼！老師你這樣會讓人懷疑你的精神狀況！

然後講完陰陽眼，又冷不防地講回氣功，傳授我們一套號稱會使性生活美滿的招式。請問教育部的教學大綱有規定選修課一定要教如何壯陽嗎？化妝品學教、這堂課也要教？

「你的太太會稱讚你是真正的男人！」

不是第四台的壯陽廣告，是選修課上老師嘴巴講出來的話。然後期中考考打一整套的壯陽氣功。

後來我說服自己，上課當聽笑話也好，就這樣聽到期末考，筆試所有題目選你最不認同的那個選項就會全對，這種科目還好意思考四題申論題，申論題題目是什麼我忘記了，但是照「順勢療法」的概念，順著老師的心意罵醫師，再加一點半開玩笑、怪力亂神的內容，應該就可以考個九十分。不是說大學的選修課可以讓你找到不同興趣、發掘人生新方向嗎？

我上完選修課後很確定，我認真當藥師就好。

# 大家都是好廚師

## 令人魂飛魄散的實驗課

為什麼理組科系的學費比大部分文組貴？因為要做實驗啊。但我覺得學費繳得很值得，因為實驗課太好玩了，特別是藥學系的。

「同學起床了！要開始做實驗了！」

實驗課前兩堂是教授上課，講解實驗的步驟、背後的化學反應、我們期望的實驗結果、實驗器材原理與使用。

大部分的人都在睡覺。等到要實作的時候就開始挫賽。

「你剛有在聽嗎？」

「我躺你旁邊你忘了？」

## 初階實驗試水溫

實驗室的桌子很髒，動物屍體跟藥劑可能都殘留在上面，所以我們上課前都會認真清潔，才能趴著睡。

有的教授心機很重，講義會故意寫得很簡陋，如果你上課不認真，加熱多久、攪拌到什麼程度這種小撇步沒聽到，最後只能整組壞了了。但實驗課就跟游泳課一樣，你做什麼我就做什麼，所以實作時大家黏在學霸學生旁邊偷看，成果可能不完美但也相去不遠。

分組時大家跟好朋友同組，豬朋狗友都一樣廢，實驗課就一起被教授罵。

「你現在要幹嘛？你拿這個要幹嘛？是要加熱嗎？啊？」

當教授走過你的桌子時，如果剛好是你在操作實驗，卻露出一絲絲遲疑，教授就開始苦苦相逼，最後實驗室會看到幾桌女生邊哭邊做實驗。

雖然教授很兇，但剛入學時的基礎科學實驗都是操作儀器、泡泡茶、加加熱，廚藝等級大概跟手搖飲店員差不多。之後高年級的實驗就開始特級廚師訓練了。

## 實驗要成功得靠天賦

終於不用盯著書本而能實作是很開心沒錯，但東西做不出來面臨被當掉真的壓力山大；最可怕的是我們不是石內卜，做不出來還不知道原因是什麼才崩潰。

有一個實驗因為繁瑣又需要時間，四個小時都無法做完，所以第一次做出來的實驗產物，還要帶回家跟你睡一個禮拜再帶來。但你第一次上課就生不出產物，你帶回家的也只是一坨大便，所以也不需要來上實驗課了，因為就是會被當掉。當時就是這個鬼實驗，讓我還要跟組員分配這次產物要睡誰家，因為東西一不見，整組都明年見。

總共要三次實驗課才能做出最終產物，最終產物顏色、型態不對或太少都會扣分，有些組別中途就出事，還要討價還價拜託教授找時間給他們來重做；我們這組則是順利完成，做出一批又純、量又多的貨，應該可以賣個好價錢，同學還問我們回家都餵它吃什麼，我想，應該是天分吧。

## 變態的動物實驗

當然不可能都是這種合成的小實驗，三類組還是需要跟動物搏鬥的。因為不是所有藥學系學生都會走學術路線，為了藥學實驗課犧牲一大批動物也不好，所以現在都走盡量減少犧牲的路線，兩人一組一隻老鼠，或是老師做給我們看。但期末考還是要考。期末考試每組一隻田雞，做出最美味的三杯田雞就贏了。

開玩笑的，比這個還難。

我們要把田雞安樂死、去皮、取腿部，而且要去蕪存菁，在不傷到神經的前提，最後留下一支精美的田雞腿，再小心翼翼拿去給老師電，如果一通電有跳大腿舞就通過，如果通電後腿還是死在那邊怎麼辦？趕快再去砍另一隻腿啊！殺～

整個手術過程拖太久或是傷到神經，都會讓腿不跳，而且一組就一隻田雞兩隻腿，一蛙定勝負，壓力真的很大。如果又剛好整組除了你以外，其他組員都是因為怕殺生才來唸藥學系的佛系學生，你就掌握了田雞以及組員的生殺大權，田雞是留不得了，但也不能讓組員一起陪葬吧？讓他們陪葬你本人活得了嗎？

我就是這個人，整節考試我臉色鐵青，組員都怕我情緒崩潰不敢跟我説話，到最後拿去給老師電，老師看到我的臉，就算腿不會跳，他應該也會讓我過。

隔壁組同學：「幹嘛那麼緊張啦？不跳頂多我們這組的腿借你啊！」

好險我們是藥學系耶，如果醫學系這樣借腿可以嗎？會有醫療糾紛吧？

藥理學實驗真的大部分滿變態的。像是給老鼠注射止痛藥，然後把他的尾巴拿去燙。沒注射止痛藥的老鼠就會一直跑不給你燙，因為，很燙耶！白癡喔？至於有注射的老鼠就會乖乖給你燙一下才罵你，整個實驗很簡單，簡單到問小學生也知道哪隻老鼠會比較不怕燙。

## 破碎的學術夢

另外還有一個變態但又有點可愛的藥劑實驗。

當要測量一種肌肉鬆弛藥物的效價[1]時，我們需要一隻可愛的兔子，打藥之後，

1 在藥理學中表明藥物活性的量度。

如果達到有效的劑量，兔子的頭就會垂下來。放心，兔子頭垂下之後我們就讓牠回家休息，不會把牠拿來蔥爆，因為，怎麼可以吃兔兔，兔兔這麼可愛。

實驗那麼好玩，如果實驗課玩不夠怎麼辦？當然是下課找教授一起玩啊！不管是對實驗特別有興趣，或是希望在學術研究領域更加深入的藥學生，在入學時就可以找在做自己感興趣領域的教授，請教授收你為徒。

進入教授的實驗室後如果做出興趣，研究成果可以發表個小海報、參加個小發表會，感覺大學就有所成果，對於之後推甄研究所很有幫助。

打這個如意算盤，自以為能走學術路線的我，找了一位教授跟，結果進實驗室兩個禮拜，都在幫教授買咖啡以及被實驗室學長姐使喚，終於在某一天，打碎了我的學術夢。

## 因為爆破現場而認清事實

前面不是說藥學系很奇幻，要什麼有什麼，怎麼到現在都還沒有出現爆破場面？這不是來了嗎。

風和日麗的一天，我掃完實驗室地板的老鼠大便後，裝乖去問學姐：「還有什麼要幫忙嗎？」

「你可以去隔壁實驗室看學長做實驗，他今天要做……」

「碰！」一聲巨響伴隨玻璃碎掉的聲音。

是隔壁傳來的爆炸聲。沒聽到學姐說學長要做什麼，但現在衝去看會不會沒東西好看了？或是有更好看的？（真的會下地獄。）

我還沒跑出門口，就看到隔壁實驗室的學長臉上插著玻璃碎片以及大量血漬，邊跑邊罵髒話應該也有邊哭，好險旁邊就是附設醫院耶。因為一個高風險的實驗，加上學長沒有做好保護措施，導致悲劇發生了。

「教授，我可能明天不來了。」

拍謝啦，真的無法承受只是買買咖啡、掃掃地也要冒被玻璃器皿炸滿臉的風險。

其實大部分實驗不會發生這種事，只是我比較不幸遇到，還因此被嚇跑，雖然我的學術生命很短（根本還沒開始），但本身個性就不適合，智商也不適合，突然的爆炸讓我早點認清事實，不然我操作儀器應該炸得比學長還慘。

好險學長只有皮肉傷，不然我哪敢還在這邊開玩笑。不願也無能在課餘時間鑽研學術，那就要認真把握實驗課的時光。大家記得我們有中藥學分要修嗎？

## 中餐的廚藝訓練班

中藥學分裡面包含了中藥炮製實驗、方劑學實驗，聽起來很艱深又蘊涵著老祖宗的智慧，但因為藥食同源，很多中藥也會出現在我們日常飲食中，所以真的很像廚師訓練課程。

中藥炮製就是把活生生的中藥植物經過加工，達到降低藥物毒性、改變藥物藥性、改善藥物儲存性、促進藥物成分溶出等效果。炮製十七法中第一個炮法：我們會試做「炮薑」，就是把薑塊加熱直到冒煙，炒到一半會覺得，我在幹嘛？想像中的實驗課好像不是這樣？我在演阿基師嗎？

非藥學系的同學，如果隨便翻我們的實驗課本，有很高機率會看到一些滿頭問號的實驗手法，像是老祖宗的「除毛法」。

有些中藥表面會有毛，一定要除乾淨。老祖宗除毛的方法可多了：刷除毛、刮除毛、火療除毛、燙除毛、炒除毛，沒有蜜蠟除毛。感覺這些除毛法會很痛，但這些手法一定有他的道理！使用正確的炮製方法可以達到事半功倍的效果，不然你整天都在那邊刷毛就飽了。

## 可以吃東西的實驗課

因為中藥典籍記載很多無法看到量化數據的結論，一些炮製的原因就一句話被帶過，魔藥學的既視感又會再次浮現。像是炮製法中有一個「除心」的做法，就是要把塊根性植藥材的中心柱除去，因為古方記載：「心可使人煩悶。」

到底是怎樣煩悶？像被催狂魔吸走快樂那種煩悶嗎？我同事是不是都吃沒有除心的中藥？

中藥炮製學切切炒炒後，方劑學就要開始做可以賣的大菜了。不知道是不是藥學系的傳統，如果遇到冬至又剛好上到方劑學實驗，教授就會教我們煮「十全大補湯」，然後叫我們準備火鍋料，大家一起在實驗室圍爐，非常溫馨。死小孩當然不會放過這種可以在實驗室吃東西的機會，火鍋料買完後，還順便買了薯條、雞塊跟牛排。

教授在台上講解十全大補湯的藥材，我們在底下開同樂會炸薯條，之後一鍋湯在旁邊燉，另一邊大家在點餐牛排要幾分熟，原本很擔心被教授看到會整組當掉，但教授也是會被牛排收買的。

前輩說過：「一名好藥師一定也會是名好廚師。」實驗室裡各種廚藝訓練後，我，還是煮得很難吃。

# 對藥學系考試過敏

## 考驗意志力的魔王級考試

那些靠夭自己的考試多難的人，我只祝福他們的小孩將來能考上藥學系，進入到科目背不起來只好被當的人間煉獄。

電影《黑天鵝》的女主角娜塔莉波曼，曾在節目上rap過一段內容，說她在唸哈佛的時候都在哈草跟考試作弊。

連國外名校女明星都拿出來講了，目的就是要替這篇文章打預防針。每間學校都有好學生、壞學生，總之，作弊是不對的，大家不可以學。好了，消毒完畢，接下來的內容會有一些不堪入目、藥學生作弊的鬼故事。

## 當個堂堂正正的好學生

這麼敢講沒別的原因，因為我大學沒作過弊，所以現在才能把別人作弊的事拿出來寫啊！我自己作弊還敢出書啊？家長會不知道怎麼教小孩吧？

不信我大學沒作弊的可以去問我同學！還是有誰看過我作弊！站出來！

但做人要誠實，道德崇高還是對考試很有把握這類原因都跟我沒關係。我是因為高中以後視力愈來愈差、你不把答案放到我眼前我都看不到以外，大家還記得我曾祖母是仙姑吧？那我稍微迷信一點應該也不為過。（就是因果輪迴！如果作弊後就會睡不著！）靠著「會有報應」的想法來威脅自己當個善良的人！好可悲，還要被威脅才要當好人。

等一下！這篇的主題是藥學系考試！不是藥學系作弊！藥學生很少在作弊的！（現在講會不會來不及？）

自身難保的我，根本沒空管同學在幹嘛，就連同學作弊被抓到我都沒發現，通常是教授叫我們重考，我覺得 What the fuck 的時候才知道。

唯一一次印象很深刻看到犯罪現場，是在藥理學期末考，我交卷後走出考場，在教室外看著大家努力的模樣。果不其然，發現班上的班對鬼鬼祟祟的，我再繼續觀察應該可以觀察到人性的陰暗面！

聖修伯里說過：「愛情不是互相凝視，而是望向同一個方向。」他們互相凝視應該只會雙雙重修，所以他們一起望向前面高材生的考卷！他Ｘ的鴛鴦大盜啊！

作弊一時爽，一直作弊下場淒涼。鴛鴦大盜還沒畢業就分手了。

還有一位男同學，幾乎大學每一次考試，沒有一次不作弊的！就這樣作弊還被當，暑修、寒修通通來，人家大學畢業學費三十萬，他可能要五十萬，歹戲拖棚終於能考國考，結果國考還是作弊！當然最後國考也沒過，畢竟總是學不會，國考的東西應該也永遠學不會。

## 必修科目都是吸血鬼

能好好當人，誰想當作弊鬼？

但是藥學系的考試真的是逼良為娼，要不是我眼部殘障，不然我應該也會不小心誤入歧途。

一個期中考考八科到十科，考試週每天會分配個兩科，這是比較理想的情況，如果遇到教不完、考不完的時候，期中考開始就天天考試週，一路考到期末、一路考到畢業，途中想下車都不行。

考那麼多科，應該會有營養學分、翻翻講義就能及格的科目吧？

考十科，你只要有一科隨便翻翻，教授不管你媽付多少學費、你背多少學貸，那科也會隨隨便便就把你當掉，因為藥學系必修科目根本沒有營養學分！每科都是吸血鬼，稍微不慎錢包就會被吸乾——重修費真的很貴。

考試週的我們，每天都在學習斷捨離，前一科考不好的情緒絕對要斬立決。如果你因為錯過太陽而流淚，那你也會錯過星星；如果你因為藥理學考不好而流淚，那後面幾科也會讓你流淚。

考完試不像國小可以在那邊對答案、問同學寫A還是B，因為如果你還在糾結剛剛考完科目的內容、自己哪題寫錯很懊惱時，下一科已經要來了，你又要考不好了，明年又要當學弟了。

## 跑台考試也能作弊

讓我們絕望的方式不是只有筆試，三類組的同學應該都有考過「跑台考試」，出題教授會在每張桌子放上題目，一題只有幾秒的作答時間，鈴一響就要去面對另一張桌子的題目。藥學系有趣的跑台考試就是「中藥辨識」，每一台會放上一個中藥材，學生要在秒數內寫出中藥名稱、基原，教授興致一來還會要我們寫功效。

基原是什麼？就是一串拉丁文咒語，指這個中藥的來源，例如：番紅花，基原是 *Crocus sativus L.* 的乾燥柱頭，是「乾燥柱頭」喔，不是 *Crocus sativus L.* 的根、莖或葉，前面咒語背起來了，後面你乾燥柱頭沒背到寫成乾燥奶頭還是零分。

每間藥學系要背的中藥數量不同，一百五十到三百種都有，每間學校都會有人帶著那一大袋中藥去圖書館背，然後被別系的同學嫌很臭。差不多臭一個禮拜後，考試就能考得不錯了。

有一次實驗考跑台，內容包括看顯微鏡下是哪種細菌；還有一題是計算題，旁邊還附一台計算機，結果發生作弊事件。寫完要去下一台的同學，留下答案在台上，所有在他後面的同學都看到解答，整個子孫滿天下，教授發現後大發雷霆，從此對我們班失望。

而且教授覺得要準備跑台考題太累，所以懶得重新出題目，懲罰方式就是以後我們班的課，教授都一臉屎臉，然後筆試考試故意出超級難，我們這些沒作弊的有夠無辜。

## 聰明藥治標不治本

以前高中唸書時，會覺得考試範圍好大、唸不完，但我心裡知道，我花更多時間一定能考好，這個知識量是合理的。藥學系大一開始，每次考試我都滿頭問號，覺得這個範圍根本不可能、不符合人體工學、不符合中華民國憲法，教授不可能真的這樣考吧？這種知識量我是百分之百無法掌握的，既然我不是最後一名考進藥學系，應該也會有人跟我一樣無法掌握吧？

每一科差不多都要花一半時間像這樣懷疑人生、懷疑教授講錯範圍、懷疑這些藥名人類背得起來嗎、懷疑我是不是該休學……然後真正考試就被殺個片甲不留。

像這樣被殺幾次後，到了高年級，看到考試範圍要唸的書，比你大學以前唸過的所有書還多，早就完全沒感覺了，要殺要剮隨便教授，反正我已是槁木死灰。

但是我們不能失志，遇到問題還是要解決！

因為，我們是什麼系的？藥學系～

我們最懂什麼？藥～

所以考試考不好怎麼辦？吃藥～

沒錯！就是吃藥！大家有聽過仿間流傳的聰明藥嗎？它其實就是治療注意力不足過動症的藥，屬於中樞興奮劑，能夠提升專注力，讓你更能專心在書本上。

咦？就算吃了也不是變聰明啊？只是能專心唸書不是嗎？所以這個藥還給了我一個啟示：要變聰明還是要靠自己努力。

這邊要跟大家說明，如果你懷疑自己有過動症，學習上真的遇到困擾，那就去看診吧！這個藥屬於管制藥品，必須要有醫師處方。如果看診後醫師覺得你沒有過動症，那就別鬧了，喝杯咖啡快去唸書吧。

至於真的有能直接讓人變聰明的藥嗎？我想是有的，但你覺得我會知道嗎？我如果知道我還在這裡幹嘛？

## 得了讀藥學系就會死的病

藥學系考試的痛苦很難向外人道，考試週時，以前高中同學讀不同科系的，紛紛跟我抱怨他們考試多累、多難、科目又多，但我完全不想反駁，只希望以後他小孩能考上藥學系，見識一下什麼是地獄。

結果不用等我同學小孩，我哥就來了。從別的科系畢業以後，我哥重考考上藥學系，第一次考試，我這爛弟弟第一定要興高采烈去問他感想。

「我有一種我不適合讀藥學系的感覺。」「我覺得我頭快破掉了。」「大二就想死了這樣正常嗎？」

完全符合我的期待，我終於不是一個人了！而且翻出當年這個對話記錄，還剛好看到當時的我恐嚇自己哥哥：「好險儀器分析跟生物統計你學分抵免掉了，不然你就算作弊也過不了。」完全是以學長姿態、講話最過分的那種。

雖然我學校考試考得罵罵號、每天該該叫，狼狽不堪但至少都能爬過及格標準，可學校過得了，後面藥師國家考試過得了嗎？

過不了，真的過不了。

## 魔王級的國家考試

現在藥師國考分為兩個階段，第一階段總共考三科：「藥理學與藥物化學」「藥物分析與生藥學（含中藥學）」「藥劑學與生物藥劑學」[1]，如果三科平均有六十分，那就可以考第二階段的三科：「調劑學與臨床藥學」「藥物治療學」「藥事行政與法規」。

在還沒畢業前，只要國考一階科目（前三科）學分通過，即可應考第一階國考。第一階國考就是沒有營養分的七大科目（含中藥學）擠在一起，需要超級背誦跟大量計算的都在這裡，我可是考了兩次一階都沒有過的那種人呢！

至於第二階段考試，則是要通過一階考試以及取得醫院實習證明才能應試，也

1 國考科目會將大學的七項學科（含中藥學）合併成三科。

就是說，在畢業前你要努力通過一階，這樣才能快快樂樂一畢業就考二階、馬上出社會當藥師。

原本以前可以一次考一、二階的科目，然後平均六十分就通過，但現在沒有這種好事了，你一定要前面三科平均六十分才能考二階。但即使是這樣，藥師國考通過率跟其他職類比，一直都不算低，到底是考試太簡單還是藥學生太聰明呢？

我真的不知道，至少我兩者都不是。

# 比觸碰大體還難過的坎

## 藥學生真正的人生考驗

大部分藥學生害怕變態的動物實驗，或觸摸大體；但這些對我來說，都沒有比上台報告更讓我想死。

今年小學四年級的外甥女說長大想唸醫學系。

「但是不能怕血喔。」「那不行！我會暈倒！」

你覺得我接下來會說，因此她立志唸藥學系嗎？

沒有，自從我跟她分享解剖學課程去參觀大體老師，她也不打算唸藥學系了。

目前她最新的志願是台大獸醫系。

夭壽，血更多，但我決定閉嘴，她都把狗狗圖鑑整本背起來了，再繼續抹殺幼苗的夢想我會下地獄。選讀科系前，先想清楚未來遇到的瓶頸是否能克服很重要。

## 藥學系也要上解剖學

說到大體解剖課程，在醫學系是必修學分，而藥學系則是必修解剖學——就是唸唸書本知識就好。那要不要實際面對大體老師？有的學校會安排，如果有安排，也不會強制參加，所以可以裝死不報名，教授不會因此當掉你。

對我來說大體老師一點都不可怕，活著的人比較可怕。

不像醫學系的大體解剖，藥學系跟護理系只會觀摩一次大體老師。雖然只有短短幾個小時，但藉由近距離觀察人體、觸摸器官與臟器，會比在課堂上得到的更多。我早已忘記解剖學課本的內容，但第一次碰觸到大體老師的情景，我仍歷歷在目。

「欸欸把肝臟傳過來！」「腎臟跟你換！」

班上女同學各個爭先恐後，雖然對話內容聽起來很詭異，但同學們沒有一絲不尊重，而是照教授說的：「大體老師的願望，就是成為醫者的老師。」藥師不會第一線解剖人體，但我們的工作也會大大影響人體功能。跟藥物關係最大的肝跟腎，便是藥學生最感興趣的器官。

## 人生過不去的坎

助教是一位嬌小的女生，帶過醫學系、藥學系、護理學系等好幾堂解剖課程。「來，我們由上往下看喔，剛剛介紹完腹腔，我們到下面這邊，咦，這裡怎麼有個似曾相識的東西。」

生殖器，是生殖器，這樣真的沒問題嗎助教？我們第一次來，還沒跟大體老師這麼熟，還無法用輕鬆的態度接受助教的幽默。助教看我們臉色鐵青，她只好裝沒事繼續往下介紹。

大體老師會被各種方式解剖，經防腐處理後，在課程中完全就是以翻來覆去、傳來傳去的姿態授課，活著的時候你這樣用我，我一定翻臉；過世的時候你這樣用我，我還是會翻臉。所以結束課程後，真的覺得大體老師好偉大。

班上同學大部分都在這次課程中超級投入，但有少數同學自知比較敏感，還是勇敢報名參加，但最後仍舊踏不進教室，這應該就是人生克服不了的坎。好險我們是藥學系，這個坎過不去也沒關係。

關於解剖，無法克服實驗課上的動物解剖，是否也是選擇藥學系的一個障礙？依我的觀察，整組同學只要有一個人動手就可以了。教授不會硬逼那種明顯很害怕的同學操作，請放心選填藥學系。

## 舞台恐懼症

人生會遇到的坎有兩種，一種是長大後就能克服的，像是小時候看到針就恐慌症牙起來，長大後不只不怕打針，還會主動要求被打針；另一種是一輩子都克服不了的，像是害怕蜘蛛、不能接受吃香菜、不敢觸摸大體老師。

上述對我來說都不算什麼，在讀藥學系前我就知道我會遇到一個我不願正視、能躲就躲、認為它是一生無法克服的坎——上台報告。

國小時我們全年級去參觀市公所，到了會議廳，公務員們與某政府官員在台上輪流演講，小學生們睡得東倒西歪，快結束時，老師不知道哪根筋不對，要大家分享生命鬥士的故事，還指名我上台。

我可憐的小腦袋快速運轉，想起老師之前上課提到癌症，問大家是否聽過哪位名人罹患癌症，我舉手說了這位政府官員，就這樣，沒了。老師可能因此覺得我能講出感人肺腑的言論，所以要我上台歌功頌德這位政府官員是生命鬥士啊！

「呃……這位官員有癌症……」對，這就是我知道的一切了，你還要我怎樣？生命鬥士這麼煽情的話我說不出口。

結果好啦，我就只講了這一句話，好好的歌功頌德搞成病史發佈會，老師這樣你開心了嗎？全場陪我沉默二十秒，台下官員的表情也漸漸母湯，後續我就記憶喪失了——因為創傷後症候群的緣故。

啊對了，好幾年後那個官員因為貪污被判刑了。（不是我害的喔！）所以是要我怎麼上台？啊？

## 逃不掉的命中注定

在學期間所有分組報告，只要上台報告的工作不要分配給我，我什麼都願意做，所以在學校這幾年就這樣撐過來了。但藥學系就是無法逃過實習。

每間醫院實習課程會有些不同，但至少都會有一個期末驗收，要在所有藥師面前上台報告，有的醫院是三人一組，最後報告就每人報一部分；有的醫院則是要一個人撐全場，總之就是誰都無法倖免。

好啊，要報來報啊，反正就一個報告嘛，牙一咬就過去了！結果我的實習醫院要報五個報告。而且不用分組，我自己報五個。第一天實習時，藥師跟我們說至少會有二個報告，我就覺得生無可戀了，在實習途中，總藥師又常常隨口一說：「這個你們報一下！」

報一下？我每報一下壽命就減少三年耶。結果就這樣報一下、報一下，變成要多報三下，而且所謂「一下」都是半小時以上。也因為這個實習報告，我才發現，原來我不會說話呢。

## 瘋狂被洗臉的報告日常

首先是一上臺就口吃之外，失語症每三十秒就會發作，全場陪我沉默，也沒人能救我。然後是害怕安靜太久，只能一直發出「呃……」「嗯……」和各種清喉嚨聲音。最後是開始發瘋亂報，腦袋一片空白，講話內容完全失去邏輯。整場報告完美展示了失智症的病程發展。

而且主任完全沒有要救救癡老人喔，不救就算了，根本是瘋狂洗我臉。說是洗臉，比較像是直接把我的臉拿去地上嚕。

「你這個年紀不應該做出這種簡報，太死板了。」

「你這張投影片的資訊有證據嗎？」

「你覺得證據來源可信嗎？」

「你這樣讓我覺得很像江湖郎中。」

「所以這個藥真的有這個功效？」

「好，你講，我看你怎麼掰。」

主任我沒欠你錢吧？確定要這樣跟實習生說話？這才第一個報告耶，我還要繼續實習嗎？還是我回家好了？

雖然我很負面，但沒那麼容易被打敗，回去馬上徹夜改簡報，主任說我太死板，我就塞滿梗圖！主任說沒證據，我就找文獻、文字內容寫得超保守！而且被罵那麼久，那我就縮減我的簡報頁數！剩二十頁！要罵也只有二十頁給你罵！

結果真的就罵好罵滿二十頁。

## 跨過真正的難關

他連最後一張「感謝聆聽」也要罵。

加進去很活潑的梗圖，主任每看一頁就說：「這樣真的好嗎？」然後證據來源又被說證據等級[1]不足，無法讓他信服。罵完最後一張感謝聆聽的字體不清楚後，回馬槍來個罵罵總結：「你知道你內容有點偏離主題嗎？」

主任你是把我誤認為你的殺父仇人？還是其實醫院實習都這樣？但我看其他人都沒被你這樣罵耶？其他人第一個報告都結束了，我還在那邊重報三次，最後還直接改題目重做，因為主任不願意放過我。

當時騎摩托車去實習醫院的路上，會經過一條都是砂石車的路，每天早上都在想：「要怎樣才能不用報告呢？」（珍惜生命，再給自己一次機會。）

經過第一次報告的洗臉，雖然很想放棄，但看到在其他醫院的同學，比我混的還過那麼爽，還跟醫院學姐在一起（？），想到我可能因為這個實習被當掉而無法考國考，說什麼也不能認輸。後來的報告都順順利利完成，也不用再重做，大家知道為什麼嗎？

因為主任出差去了，他都沒在台下聽。

這種殺實習生的情況只是個案，我問過其他醫院的同學，甚至是我現在工作醫院的實習生，沒人像我一樣這麼苦命，所以大家放心，實習沒有想像中那麼恐怖。

比起大體解剖課、段考、藥師國考這些關卡，上台報告對我來說才是真正的難關。總之這個坎我算是跨過去了，但不代表我變得很會上台報告。現在每次要上台報告，我都還是很想幹掉自己。

1 指文獻依其研究架構，可分為五級實證醫學證據等級：Level1～5，Level1 等級最高，等級愈高，愈不容易被推翻，可信度也就愈高。

# 實習生的悲劇與曙光

## 地獄一般的實習日常

唸藥學系這幾年最想死的時期就是醫院實習，原因除了上台報告，還偶爾會拿錯藥給病人……現在重新投胎來得及嗎？

教授：「醫院實習能讓你們知道，自己到底適不適合當一名藥師。」

謝囉！實習一開始，就因為上台報告這件事讓我想告老還鄉。當事態演變成上台報告跟死亡二選一時，應該看得出來我這部分的表現如何。上一篇已經講過內容，但實習的悲劇不只這一齣。

因為我們要學習醫院藥師做的所有工作，所以調劑處方是一定要學的基本功。動作慢沒關係、拿錯藥沒關係，但拿錯長得很像的藥、害學長姐看不出來還發給病人，雖然學長姐說不是你的責任，但你還有臉在醫院好好生活嗎？

## 拿錯藥只能學天線寶寶裝死

調劑台後面的庫存區對我來說就是一個異世界的黑洞，進去十次，會有九次空手而回，跟星際探險差不多。當時其中一個藥品檯面上不夠，學長姐又都在忙，我只好自己進入異界找我不夠的七顆藥，探尋幾秒後，竟然被我找到！這是人類的一大步啊！馬上剪七顆丟進藥袋，果然我還是個可用的人才！

下午病人變少，我自己去庫存區熟悉儲位時，他X的，為什麼我上午在找的那個藥，兩個位置都有放！仔細一看，喔耶！一個是零點五毫克，一個是一毫克，世界毀滅。

爹娘！我殺人啦！果然丁丁是個人才，我現在開始唱天線寶寶主題曲裝瘋賣傻可以嗎？藥袋裡要裝二十八顆零點五毫克的，裡面混了七顆一毫克的藥，學長姐也沒看出來。天線寶寶說你好。

這時頭上的邪惡小波開始說話：「這個藥吃到七顆一毫克的也不會死啦！而且

學長姐沒看出來啊！當作沒這回事！裝傻裝到底！寶寶果醬！」這種時候還聽邪惡小波的話，我應該下地獄也會當天線寶寶，所以馬上以罪人的姿態去找學姐認罪。

## 知識不足更有壓力

學姐馬上打給病人，好險病人還沒吃下去，說他下禮拜會來換藥。發生這種事，還敢當藥師嗎？天線寶寶裡有缺固定班底嗎？

實習時拿錯藥很恐怖，知識不足也很恐怖。以前高中唸書，考卷寫一寫，驗證你會不會就好，頂多課堂上老師叫你回答，就這樣；現在唸完書，出來實習，你面前這個處方的這個藥跟這個藥會不會交互作用？你不是有唸過嗎？會嗎？會有交互作用嗎？還是有別的副作用？快一點！病人要吃下去了！

壓力山大啊～頭髮要拔光啦！把書唸熟真的好重要，我對不起自己跟病人！

當時有一位非常優秀的學長，實習前期試著問我一些專業問題：「學弟～這個藥因為跟這個藥交互作用導致效果不好，是因為由哪個酵素代謝的原因啊？」

學長，好難，我知道是 CYP 什麼的，但後面的數字沒有 ABCD 選項我真的答不出來。但答錯總比閉嘴好！愛的反面不是恨，而是冷漠！

「嗯……CYP2C9？」「是2C19喔。」

「好……我會再回去唸書……」天線寶寶說再見！再見～

## 學長不敢再問專業問題

「學弟～那我問你～這個結構是什麼藥？」可以放過天線寶寶嗎？而且是誰說執業藥師都不會藥物結構的？為什麼學長畫得出來？

「學長我不知道耶哈哈……」

哈個屁？回家吃自己吧！

「是Amantadine喔～你不覺得它長得很像鳥籠嗎？」

「真的耶，哈哈哈……」

就算結構長得像我爸，我也認不出來，更何況像鳥籠。後來學長看我失智到失志，再也不敢問我專業問題。

「學弟你喜歡調劑嗎？」開始問這種興趣題，學長辛苦你了！

「還ok啊。」

十分鐘後。

「學弟你喜歡調劑嗎？」

咦？十分鐘前不是問過？我會十分鐘就變更喜歡或不喜歡嗎？

「不討厭啊。」

隔一天。

「學弟你喜歡調劑嗎？」

啊啊啊學長只會問專業問題啊！這種閒聊他就只想得到這一題！

「喜歡啊……」好險這是最後一天在門診，學長終於不用再硬問我問題了。下禮拜要到住院調劑組，天線寶寶完蛋了~

**天線寶寶已下線**

好像是主任要求，實習生輪到藥劑科每一組，都會有一位藥師來關心、問專業問題。結果住院組學長問的問題我竟然剛好都會！聽說前一批在住院組的實習生都不會這些問題，然後我都答對，住院組學長就覺得我很棒。

當初我以為醫院實習簡報都要全英文，所以用我全民英檢中級的能力做出了全英文簡報。話是這麼說啦，但我根本都是複製貼上，只有標題的英文是我自己打的耶，因為我英文能力真的就只有英檢中級。結果住院組學長還來問我要怎麼提升英文能力。

雖然第一個報告報得很慘，但後面幾個主任不在的報告，即使口頭表達不好，簡報內容還算上得了檯面，真的差一點我就要開始覺得自己有希望了。

咦?原本《天線寶寶》要改演《瞞天過海》了嗎?沒有，天線寶寶是不會隨便退駕的。在住院組，資優生的形象到最後都沒破功，到了下一組就出事了。

## 天線寶寶針扎事件

歡迎來到化療調劑組。

治療癌症的化療藥依藥品不同的特性，最終目的就是希望能夠殺死癌細胞。不管是抑制癌細胞生長或是直接殺死癌細胞，化療藥都會對人體產生極大的副作用，因此化療藥的劑量必須算得相當精準，除此之外，因病人體質不同，對藥品反應也不同，即使一樣的劑量，藥師也可能要調配出不同濃度的藥品，甚至是施打時間也會因人而異，總之，化療藥物必須完全為病人量身打造。

黃藥師跟我警告過，她以前醫院抽化療藥的學姊，頭髮都掉光了！頭髮掉光為事實，但是否因為調劑化療藥所導致，則不可考。至少到我工作時期，調劑化療藥的安全措施已相當完備，化療藥師頭髮都極為濃密，稀疏的通常是自然老化或先天因素。

這麼危險的事當然不能讓實習生動手玩創意啊！所以我們只能練習抽抽生理食鹽水、敲敲維他命C針劑的空瓶。但天線寶寶我本人就是連練習都會被針刺到、被藥品的玻璃割到流血，害醫院學長姐還要寫報告。

為何會發生實習生針扎事件？啊就天線寶寶出來玩啊！

我先說，我真的沒有酗酒，但我的手天生就很會抖，不緊張也可以抖，所以第一次被針刺到還去找學姐討拍，結果害學姐要寫報告，到後來我就自己流血也不敢講，活像個受虐兒。好險現在科技進步，有些醫院還有抽化療藥的VR小遊戲，杜絕天線寶寶針扎事件，跟我一樣手抖的病友們可以放心了。

但手抖這件事不能躲一輩子。

## 現在不准笑的情境考試

藥學生會遇到一個很好玩的考試：客觀結構式臨床技能測驗（Objective Structured Clinical Ex-amination,OSCE）。

考試會安排一位標準病人，可能是藥師或受訓過的臨時演員，而我們要擔任專業的藥師，來面對這個臨床情境。考場教室會有一面單面鏡，鏡子另一邊是評審，會一邊觀察一邊打分數。這不就是最適合手抖的考試嗎？

當時第一場是考胰島素筆的衛教，我直接抖到標準病人笑出來。

「我們要確保胰島素筆裡的藥液沒有空氣泡泡在裡面。」我連聲音都在抖。

把胰島素筆的蓋子打開時，已經不知道這是胰島素筆還是按摩棒了。一個不穩，筆直接掉地上。

「你……你不要那麼緊張……」

報告主考官！標準病人在憋笑！

緊張導致手止不住顫抖，因為抖得幅度太誇張，我自己也開始邊抖邊笑。這種生理反應不是因為想笑，是因為我的大腦告訴我，我手抖成這樣，如果我還一臉嚴肅，會很像精神異常。

「要先用酒精消毒注射部位，噗！」我還噗哧笑出來，我已經無法控制自己的任何一條肌肉了。

最後就是標準病人跟我都度過了一場荒謬的考試，我走出考場真的是笑到哭出來。絕對不是快樂的眼淚，因為接下來還要考吸入劑衛教！

「我們要先把肺裡面的空氣吐出來再吸喔。」吸入劑在我手上抖動。只要一緊張，所有長柱型的物品到我手上都會變按摩棒。

「要大力吸喔，像這樣。噗！」又噗哧笑出來了，我完了。

這個標準病人也很不爭氣，竟然跟我一起笑。我真的不想這樣不尊重考試，但我就是完全無法控制。出考場後，我又是一臉家裡出事的表情。笑著哭最痛就是這個意思吧。

## 請醫師修改處方的遊戲

還有得哭呢最後一關：審核處方。考場裡有一份處方、一部電腦、一台電話跟一疊參考書。我們要評估處方，並就處方上的問題打電話，請醫師修改處方。醫師當然是考試安排好的。耶！我這裡要怎麼抖都沒關係！沒人看得到！

哇，挫賽，找不出問題。

這個……應該是要依照腎功能調整劑量吧？這個劑量應該太高！打電話！

「喂～醫師你好，想請問您這個抗生素的劑量有需要調整劑量嗎？」

「啊？為什麼？不是我開的啊！」

不是你開的是誰開的？

「喔喔喔，因為這個藥要照腎功能調劑量，應該最多就一天吃兩次，你開到吃三次喔！」

「好啦！我再看一下！還有別的事嗎？」「沒事了！謝謝醫師！」好莫名奇妙的一通電話。

考試結束的鈴聲還沒響耶，那我現在要幹嘛？用電腦玩踩地雷嗎？

靠夭！處方裡面這個藥怎麼會開成靜脈注射！這只能肌肉注射吧？現在才看到，可以補打電話嗎？

「喂～醫師你好，又是我，我想跟你講這個針劑只能開肌肉注射喔！」我真的好勇敢。

「喔喔！我按錯了啦！好！我馬上改！還有別的問題嗎？」

「沒有了！醫師掰掰！」呼～好險有再打過去～應該可以開始玩踩地雷了。

靠！等一下！這兩個藥有交互作用吧？為什麼剛剛沒看到？這份處方也太離譜了吧？更離譜的是我要再打一次給醫師！

「嗨～醫師你好～是我～我想請問一下這兩個藥確定要一起開嗎？它們會有交互作用喔！」

「你打來第三次了！下次可以一次講嗎？我很忙耶！好啦我會再看一下！確定沒事了嗎？」「確定了！謝謝醫師！」

我也覺得我很歡啊！但如果處方看太久，打電話給醫師的時候考試就結束怎麼辦？最後考試結束，考官說我犯了一個離譜的錯，就是沒有跟醫師講病人的資訊，劈頭就說要改什麼改什麼。蠢到爆，我連病人的名字都沒提就在那邊給建議。但給的建議算是對的，所以應該不會零分吧。

天線寶寶的歷險記最後有驚無險結束了，而且沒有要前後呼應喔，最後倒吃甘蔗到實習總成績九十三分！天線寶寶說再見～

# CHAPTER 03

# 藥師職場求生記

## 奮鬥人生成就達成

面對群魔亂舞的醫療現場，
得要使出最專業的能力。

# 多元的藥師工作

## 當個有使命感的醫院藥師

即使知道因為醫院很缺人，所以八成會錄取你，但看看自己的履歷，還是可以感覺到對方是不是勉強收留你。

有執照後工作好找沒錯，但「好工作」不管你有沒有執照，都一樣不好找。在〈台灣九藥〉那篇（請見第三十六頁），大家可以大致了解藥師的工作選擇有哪些。

就學期間我真的不覺得我可以應屆考過國考，原本想說大概五十歲左右會考過，結果竟然一畢業就成功，害我還願還到獲得教養院感謝狀好幾張。這樣的我，根本沒想過拿到執照後要去哪邊工作。

## 第一份工作面試

人還是要有自知之明，我沒跟同學一樣，先出去玩一個月犒賞辛苦準備國考的自己，因為，是要犒賞什麼？考過國考是撿到，趕快去賺錢然後再把錢捐出去吧你！

思考工作選擇的部分，藥廠業代我完全不考慮，首先我長相先扣五十分，不會喝酒再扣二十分，外語能力全民英檢中級，剛好，總分零分。

社區藥局，也就是我家，在家工作感覺很夢幻，天天睡到中午、長假隨便我請、薪水直接拿收銀台的錢，薪水小偷就是這個意思吧？但應該沒多久就會發生大義滅親的人倫慘案，我還是要保全自己性命，先不要走這一步。

最後醫院藥師還是最合理的選擇，可以接受完整藥學訓練，而且同事很多，應該可以互相鼓勵進步，成為一名專業的藥師吧！秉持這個理想，沒有顧慮太多就衝一發去醫院面試。

結果第一間醫院面試前才想起來，咦，我好像很爛耶？跟其他藥師比，我好像可以回家了。不對！有執照就找得到工作！我一定可以的！

白癡嗎？來這裡面試的人誰沒執照？

「大家先寫考卷，旁邊的字典可以翻，但不能使用手機喔。」

還要先考筆試，果然醫院還是怕我執照是不小心考上的。筆試寫完後去面試。

「為什麼會選擇我們醫院呢？」

我不知道，因為我履歷投完後你們通知我面試，我就來了。

「因為你們醫院很有名，而且聽說有教學制度，希望畢業後可以在醫院學習更多臨床相關的知識。」

「噢～想學臨床知識啊？想學什麼臨床知識？」

我真的不知道，你教我什麼我就學什麼，可以嗎？

「臨床藥學相關的吧，像是藥物評估之類的。」

「所以你知道臨床藥師在做什麼工作嗎？」

我不太清楚，只知道臨床藥師聽起來很棒。

「比較直接給醫師建議的那種藥師……嗎？」

「其實所有藥師都可以直接給醫師建議喔，沒關係，你進來後可以再學。」

## 會呼吸就能錄取

「在學期間有特別喜歡哪個科目嗎？」

「藥物治療學吧……因為比較偏應用，而不是單純理論。」

「喔～所以你的藥物治療學很強囉？我看看你的在校成績～」

醫院面試還要交在校成績單，我要開始砸自己腳了。

「咦～你大一的成績怎麼……？」

嘿對，我大一都沒什麼去上課，好幾科選修科目成績零分，最後大一學期總成績五十幾分，我到底怎麼敢來醫院面試啊？

「因為大一比較不懂事，很常曠課，之後比較懂事就有把科目補修回來，然後成績就開始進步。」我心虛地回。

我腋下好濕，面試可以結束了嗎？

「哈哈哈，不錯喔～發憤圖強餒！」

最後面試就在組長翻閱我的實習報告、討論報告裡的搞笑圖片、取笑我的實習經歷等歡笑中結束了。原來醫院面試就是這樣啊，但怎麼感覺像是在對我的過去進行一個集體嘲笑的動作？雖然我的過去是真的滿可笑的。

隔天收到組長的電子郵件：「恭喜你錄取了！如果確定要來再通知我！」

咦？真的是會呼吸就能錄取嗎？即使大一基礎生物學零分也能錄取？醫院真的那麼隨便？事實證明不是這樣，我幾個同學去這間醫院面試，結果，都，沒，上。怎麼辦啦？好想當廢物，但實力不允許耶。

開玩笑的，可能是因為組長覺得我很好笑，專業能力差不多，但比較肯搞笑就優先錄取。可是出社會第一份工作一定要貨比三家！即使是我這種藥師界底層的渣滓也有選擇的權利！

於是前前後後面試了五間醫院。

## 一連串神秘的數字

有的醫院非常嚴謹，要你留三個不同人生階段朋友的電話，打電話去確認你這個人到底正不正常。

有的醫院則是缺人缺到慌，完全不面試、不考試，一進去就開始跟我畫大餅，說很快就能讓我獨立作業，過試用期薪水就會變多少。

還有醫院是人資部跟藥劑部分開面試，人資還很神秘說：「接下來我會唸一串數字，麻煩你把它抄下來。」

他一個字一個字慢慢唸完後，說：「這就是你一個月的薪水。」搞屁啊？又不是電影裡面好幾個零還要慢慢數的那種數字，你唸幾個數字就停了還給我裝神秘！

而且還是我面試醫院裡面最低的！

「滿意嗎？」

「呵呵……」我笑得很尷尬。

醫院你們人資這麼油你們知道嗎？怎麼一個醫院待遇的部分搞得像非法交易，還問我滿意嗎？不滿意你要幫我加是不是？最後綜合醫院環境、薪水待遇以及教學制度，選好了我的第一份工作。

## 被當神崇拜的魔鬼訓練

在二〇〇三年SARS爆發後，醫界發展了畢業後一般醫學訓練（post-graduate year training，簡稱PGY訓練），簡單來說就是畢業以後會有完善的教學訓練，並分配導師，經過這個訓練的醫事人員會變得很棒、很讚、很厲害。

藥師也有PGY訓練，通常是兩年期的訓練，而藥師在法規規定中，不管你是在社區藥局、診所或醫院，只要有掛牌調劑兩年的經驗，即可擔任藥局負責人。所以很多藥師想說都要調劑兩年了，那乾脆在醫院受兩年PGY訓練，出去外面藥局當負責人時會比較有實力。

每間醫院的PGY訓練稍微不同，像我們醫院是每個禮拜都有作業與考試，並且要在最後跟實習生一樣，上台報一個專題報告。訓練期間每天工作累得半死之餘，還要寫作業、做報告、被組長罵、被病人罵、被同事罵，所以很多人沒有完訓就離職了。我覺得，真的可以離職，因為太他X恐怖了～這是人過的日子嗎？

但真的有訓練有差。同事還沒滿兩年就離職，到社區藥局後，他說他被藥局同事當神崇拜。想說我應該也可以這樣耍專業，可是每次放假回家，跟黃藥師討論藥物問題，她還是一樣把我當屁孩看，我想我們會這樣互相看沒有到死吧，真是同業相仇、母子相忌。

這個變成專業藥師的優點，感覺也是要能撐過 PGY 訓練才算，不然你頂多是個傷痕累累、心靈受挫，並且履歷表上從此會有醫院只工作三個月紀錄的可憐小藥師。

## 發揮藥師能力的成就感

不過當醫院藥師還有一個絕對是優點！就是藥廠會不定期找醫師來醫院講課，推廣自己家的藥並且回答藥師們的問題，最重要的是會提供餐點。台上醫師認真講課，我們邊吃雞排邊喝珍奶，當醫院藥師還是滿快樂的嘛。而且辦在自己醫院吃吃喝喝就算了，有時候藥廠會辦在五星級飯店，請更大咖的國外學者英文授課，我在台下大吃 buffet，好不快樂。

雖然優點乍看之下不多，但如果再給我選一次，我還是會選擇一畢業就進醫院。除了 PGY 的磨練外，在醫院藥局的同事多，天天都像在演世間情，不知道自己會不會明天領便當，兩年下來每天都好充實，走在知識磨練與人際風暴的不歸路上，每秒都鼓勵自己：「殺不死我的都會讓我更強壯。」

離開醫院後，短暫進入診所工作，發現藥師的工作內容真的差非常多，但是薪水卻差不多。在診所，處方用藥單純，工作失誤風險低，有時候會閒到懷疑人生；在醫院，處方做不完、忙到懷疑人生，工作失誤可能會害死病人。

但我還是想當醫院藥師。

在診所時，我的專業也許能幫到病人，可是不像醫院藥師，把關的處方可能會直接攸關病患生死。對我來說，如果能在這種關鍵時刻發揮藥師功能，得到的成就感是在其他環境、即使薪水更高的位置，都無法比擬的。

# 藥師不是包藥工

## 調劑台上的生死鬥

台灣人愛跑醫院，病人一多領藥就塞車，看著永無止盡的處方一直來，真的是件比悲傷還悲傷的事。

醫院工作的第一項任務——調劑。

「調劑不就是把藥放進藥袋裡就好？這種事誰都能做吧？」

對，把藥放進藥袋裡這種事，國小六年級就能勝任。醫院藥師甚至不用記藥品存放的位置，因為藥袋上都會提示藥品儲位：藥品會密集放在調劑台上，依各家醫院不同的擺藥規則，除了台上的藥品外，抽屜也放滿了各種藥品以及庫存，所以大概調劑三個月後就能記住所有藥品位置。

## 藥局即戰場

調劑這麼簡單的事誰不會做？麥當勞員工也是把東西丟進袋子裡，但還要會炸薯條、煎肉排，甚至是擠霜淇淋耶！藥師給我把薪水吐出來喔！

但是在等麥當勞的人頂多是肚子餓的人；在等領藥的人，除了虛弱的病人，也有很兇的家屬、吸毒的病人、躁鬱症的病人，全部都是沒辦法耐心等你的人。麥當勞店員可以說冰淇淋機還在製冰，要是醫院藥師跟病人說藥袋還在列印，一巴掌就給你下去。

所以台灣的醫院藥局生態愈來愈變態。藥局動作太慢，病人不爽來，醫院業績不好，院長約談藥局主任！藥局主任只好拿著碼錶，要藥師確保病人來到藥局，能在五分鐘內拿到藥……我們醫院不會這樣苦苦相逼，但大多數同事也不會悠悠哉哉邊喝下午茶邊調劑。

病人不願等，我們更不願病人等！我們恨不得藥局前一個人都沒有，所有人都能馬上拿到藥！所以在藥局調劑就是個戰場，調劑台就這幾台，我們要消化全醫院門診的處方，調劑時只能「人擋殺人、佛擋殺佛」了。

## 大洪水來襲

「走開！不然把你的蛋撞破！」我發誓，真的曾經有學妹要開我前面的抽屜對我這樣喊過。

百貨公司有週年慶，醫院只要遇到任何連假前後，藥局也是開辦週年慶。假期愈長愈恐怖，特別是過年前，病人來醫院辦年貨的時候，那就不是破幾顆蛋可以了事的了。

還記得第一年工作，沒多久就遇到過年，那時候算是剛上手調劑，藥品位置記得九成了，但還沒上班就看到藥局前的椅子坐滿病人、印表機不停列印處方，還有同事在藥局休息室裡做熱身操，我到底要面對的是什麼啊？

藥師界的名詞「淹水」，指處方很多做不完，也可引伸至藥局各個工作崗位。例句：「那台淹水了，先去幫他。」「你去幫忙發藥，發藥台很淹。」「只要他站的位置就會淹水，根本藥界波塞頓。」

過年不是淹水，已經是洩洪了。什麼叫做做不完的處方、什麼叫做無止盡的絕望，過年就可以深刻體會。

## 速度是基本要求

調劑速度這件事是天生註定的，當大家都熟悉藥品存放位置、站在同一條起跑線上，就能看出藥師調劑速度的差異，就像一台車的最高時速，還沒出廠時早已決定。這時就很明顯，有些人是跑車，有些人是電子花車，更有些人是娃娃車。

當一台調劑台的台主是娃娃車時，其他跑車就要來幫他做處方，最後一天八小時調劑下來，娃娃車調劑五十份處方，跑車調劑二百份處方，確定跑車不會想把娃娃車連車帶人撞爛嗎？

娃娃車是難救了，但有一些中古車，明明速度不慢，但長時間都不在藥局裡，大部分會在廁所、休息區，泡咖啡吃點心，也是一個欠撞。我們醫院門診處方不是責任制的，你如果擺爛做很慢，總會有人來幫你做，明明都領一樣薪水，甚至對方領得比你多因為年資比你久，但你一天做的處方就是他的好幾倍，這時怎麼辦？沒怎麼辦，就是埋頭幫忙做就對了。

我看到淹水就會很想趕快把它做完，但我不是聖人，一直幫忙做，對方也一副理所當然的樣子，就只能在社群網站上發文罵他了不然怎麼辦？講到這邊都還只是調劑基本要求之一，「速度」。

## 正確性與速度難兼顧

更重要的，是調劑的「正確性」。藥師在調劑藥品時必須進行「三讀五對」來確保調劑正確性，至於哪三讀、哪五對，有興趣可以上網查。查完後你會發現，「速度」跟「正確性」根本很難兼顧，特別是有些娃娃車同事可以兩者都沒有。你會讀書、考得上執照，不代表很會調劑。另外，為了確保藥品與處方正確，調劑完的藥品都會交給另一位覆核藥師檢查。我進醫院時，覆核台坐的都是資深藥師。

第一次藥品數量拿錯。

「學弟，這個數量你再看一下。」

第二次藥品拿錯。

「欸！」藥袋「啪」的一聲，直接砸在我的調劑台上。我後來的三個小時就改名為「欸」。

我的出錯率已經算低的了，跟我一起新來的同事直接被嗆：「你到底有沒有三讀五對？」到後來還是錯，就直接人格污辱了。

當時比我更早來工作的同事清一色都是女生，看到我被兇，還會過來安慰我：「回家哭一哭就沒事了。」後來跟我們這一批新進藥師聊天，所有，真的是所有，所有藥師回家都會哭。我是哭不出來啦，但是可以理解為什麼要哭。

一方面被學長姐罵沒在三讀五對，另一方面是永無止盡的處方，你速度放慢不想要調劑錯誤，淹水淹一籃，病人跟學長姐一起兇你；你速度快但調劑失誤多，覆核藥師就拿藥袋砸你臉。最喜歡當醫院藥師了呢！

## 影響專業的「顧客至上」

那病人端這邊，他們對於調劑速度與處方正確性有什麼看法？你可以問病人，想要很快拿到藥，但藥品可能會有錯，還是要等久一點，保證一定拿到正確的藥？

當然要很快拿到正確的藥啊！這還能當一個問題？藥師憑什麼給我們錯的藥？你們領薪水就是要又快又正確率百分百不是嗎？如果吃死人怎麼辦，你們要負責嗎？但是我也沒有要等喔，你們動作最好快一點，我車子停在門口耶！

我們是藥師，但我們也是人，如果台灣的醫療環境能讓我們一天工作八小時內，調劑處方份數有限定數量，那出錯就真的沒話說打死。但現在醫院藥師平均一天一百五十到兩百份處方要調劑。好，大家可能沒什麼感覺，那我們來跟別的國家比，日本藥師一天約四十份處方，美國藥師一天約三十份處方。

上述醫院藥師的處方數據為網路資料。隨機抽樣我工作的一天，當天算不忙的日子，我還有時間去上廁所跟偷喝飲料，四小時下來我調劑了一百三十一份處方，所以一天八小時的工作時數，一百五十到兩百份處方絕對是低估，醫學中心藥師的調劑數量更可能是這個數量的翻倍。

我們不求跟國外一樣，但如果以最理想情況計算，台灣一位藥師一天只需要調劑八十份處方的話，在我們醫院最不忙的日子以及充足人力計算，這種調劑量，醫院一天還會有六百份處方沒人調劑。

會出現這種窘境，是因為台灣醫療便宜又優秀，這麼物超所值，台灣人當然不管大病小病都跑醫院，最後衍生出藥師不合理的調劑數量，以及某些醫院「顧客至上」的理念，逼迫藥師必須在短時間內做出處方，這種環境也使藥師專業備受威脅。

## 被逼向絕境的藥師們

在其他先進國家，藥師在最受人信賴的職業排名都名列前茅，因為一天就是四十份處方，做好全面藥事照護綽綽有餘；在台灣，藥師受不受人信賴我不知道，但很多台灣人認為藥師就是一個配藥、對健保卡、問名字、發藥的職業。

有時候發藥，病人問我藥物問題，跟他一起來的家屬還會在旁邊說：「他怎麼會知道，回去問醫生啦！」

超……傻眼……藥物問題不問我的話，我在這裡幹嘛？真的就是把我當包藥工耶。我長期看診的眼科醫師知道我是藥師後，每次都開玩笑損我：「醫院藥師都馬不知道在幹嘛！發藥連頭都不抬一下，病人長怎樣都不知道就叫下一位，還要醫藥分業！分個屁啊！」

醫院發藥窗口就那幾個，要處理全醫院領藥的病人，我們想發揮專業多跟病人講兩句，後面隊伍就開始變長，病人不耐煩就準備掏槍掃射發藥台，我們一方面會被罵不專業、只會包藥、頭都不抬；另一方面是主任拿著碼錶計時、病人拍桌大罵等很久、罵藥師都在偷懶燈號跳那麼慢。

真的裡外不是人，到底還要我們怎樣？

## 請多體諒醫療人員

寫出藥師調劑的工作內容，後續愈寫愈覺得不對勁，看起來這麼不合理的待遇，醫院藥師們其實早已麻痺，能夠在工作空檔偷喝飲料或是手停下來幾分鐘，就是一種小確幸，這個看起來病態的體制下，不是只有悲傷的故事。在經過健保一天兩百份處方的訓練，就算藥局塞幾台中古車、娃娃車，其他跑車還是能保證調劑有一定的速度與正確性。

之前一位美國人來領藥，很震驚地用英文說：「我的天啊！你們動作好快！如果我在美國應該要等四小時吧？」

當然這裡是台灣，我不會嘴台灣人說美國人都要等四小時，你等十分鐘在叫什麼？只希望大家多一點體諒，稍微等一下，我們藥師不是在裡面喝茶聊天，我們是在確保你不會吃錯藥；也希望大家能珍惜台灣的醫療資源，國外病人等看到診可能疾病都惡化了，台灣又便宜又有效率，真的沒什麼好抱怨的。

不只藥師，我相信全台灣在醫院工作的醫護夥伴，把他們的工作內容寫出來，看起來一定也會很不合理。但這就是台灣，在醫院工作就是這樣，我可以不爽不要做，比醫院輕鬆的藥師職位到處都有，但我就是喜歡當醫院藥師，而且我也沒有不爽（雖然前面幾千字看起來都很不爽），身為小小藥師，能對這個體制做些什麼，也只有把這些事實寫出來讓大家知道。

如果多一個人知道在醫院裡的醫療人員都在幹嘛，多一個人可以更體諒醫療人員，那就夠了。

# 醫療體系下的次等公民

## 壓力山大的覆核藥師

調劑只要出錯一次就可能危害到人命，為了不讓醫生、藥師們的一生徹底完蛋，這時就需要出動覆核藥師。

調劑正確是藥師的責任，那處方正確是誰的責任呢？

從前從前，一位看病仔細、說話清楚的醫師，在門診遇到一位進出醫院頻繁、時不時會住院的病患，開立了一種在皮膚科、風濕免疫科、腫瘤科都有可能使用且用途廣泛的藥物。原本一個禮拜吃兩次，醫師誤植用法，變成了一天吃兩次。

藥師接到處方，從調劑藥師沒有發現，到審核藥師也沒看出來，最後發藥藥師就發了出去。病人之後發生了嚴重的不良反應，醫師給家屬的說法是：「因為藥師沒有看出來。」

此事件給我們新進藥師重重一拳，我們都知道，處方正確性不只是醫師一個人的責任，但當事情發生時，很明顯兩方都有疏失，這位醫師卻把大部分的錯誤歸咎於藥師，完全是給我們這群剛工作的小朋友一堂震撼教育。

## 讓人一夜長大的覆核工作

那幾個禮拜，菜鳥藥師一坐上審核台就開始冒冷汗發抖，深怕有漏看到的錯誤處方。雖然前面提到很多次，但還是得說，許多人都覺得藥師的工作，就是醫師開處方，我們把處方做一做、給病人、領錢下班；藥局裡，每個藥師背負的責任是什麼，民眾好像都不知道，也不在乎。

當調劑藥師調劑完這份處方後，交到覆核藥師的手裡，這位藥師要再次審核這份處方的合理性以及藥物的正確性，壓力真的很大。

一位教授級醫師說過：「專科醫師職業生涯會開立的常用藥頂多一百種，但醫院藥師會調劑所有專科醫師的處方，你們想想，那會接觸到多少種藥？」有的醫院會讓藥師調劑一年後，通過考試才能擔任覆核藥師。但現在願意去醫院工作的藥師愈來愈少，一個醫院的門診藥局，藥師徵不到，新來的藥師就要學會一夜長大。

如果處方錯誤你沒看出來，病人吃下去出問題，就會被質問：「藥師為什麼沒看出來？」

對一個二十幾歲的社會新鮮人，我們一畢業沒多久就要負責審核全院處方的正確性，如果出事，後果嚴重是會要人命的。也許醫院不會讓你一個人扛，但有責任感的藥師，他會陷入自責漩渦多久？走不出來怎麼辦？

「你們藥師一畢業就可以一個月領五萬，好爽喔。」

希望講這句話之前再想想，我們是不是真的很爽。所有接觸處方的藥師，都要做到審核處方的工作，這不是覆核藥師一個人的事。

## 藥局的內憂外患

有一次上午開辦小型週年慶，調劑台站三個小時手沒停過，出來了一份處方：「醫師開退燒塞劑七顆、立即使用」，調劑到神經衰弱的我下意識覺得七顆很正常，卻沒有看到是立即使用七顆，以為是一個禮拜的分量、一次一顆、需要時使用，所以用最快速度調劑完交給覆核學姊。

「這種處方你也敢拿給我？一次塞七顆？你塞給我看！」

咦咦咦咦咦？現在塞嗎？我要自費買嗎？

「啊……抱歉……」「你有在看處方嗎？還是都沒在動腦？」

好像在當兵！被電到飛起來！

後來換我坐上覆核台，開始燒腦審核處方，調劑藥師這時又錯誤百出，你會覺得當初學長姐砸你藥袋情有可原。什麼叫內憂外患？內憂就是自己家裡藥師調劑錯誤，外患就是醫師處方開錯。猜猜看一天內，由覆核藥師發現的調劑錯誤有多少？

比醫師處方錯誤多很多。一位藥師一天兩百份以上的處方，算一天錯一次好了，一個月調劑錯誤差不多二十筆，這還是極度理想的假設。

以台灣醫院的處方量，要「不淹水」還能一天調劑錯誤少於一次，我不信世界上多少藥師做得到。如果調劑八小時可以做到零失誤好了，你能確定你一個禮拜工作的五天都零失誤嗎？五天可以，那一個月呢？

## 覆核藥師要全神貫注

今天在蛋糕工廠製作蛋糕捲，一位師傅一天經手兩百條，也許會有一兩條不小心閃神NG，但沒人會怪他，NG蛋糕還是可以打折賣；可如果今天要製作兩百種款式的蛋糕，客人還不准你蛋糕做太久，一出NG蛋糕，病人還可能會死，確定生產線不直接拿來單一生產壽桃？

不是我們醫院藥師爛，是以常理來看，我不信這種工作量，藥師能夠不調劑失誤，更何況在其他更忙的醫院。傳說有醫院會給當月調劑錯誤最多的藥師背上值星帶，帶上寫著「調劑失誤王」，然後在藥局前方跑馬燈上表揚：「本月調劑失誤王：○○○」（這個是我開玩笑的）。

就因為調劑失誤難免，所以覆核藥師要全神貫注、百分之百找出這些錯誤，壓力大導致有摔藥袋跟大罵調劑藥師的行為都是可以想像的。都快要被告了！你還在給我調劑失誤！去死吧！

## 處方錯誤一定得找出來

那大家再來猜猜看，一天內，醫師開錯處方會有多少？

不一定，但不可能會有一天是沒有出錯的。醫師也是人，忙中有錯無法避免，也許是劑量出錯、途徑開錯、病人有藥物過敏沒注意到、跟診護理人員聽錯醫師要開什麼，藥品名字相似導致開錯，我可以舉例到整本書都在寫這個。

但這不代表醫師很會錯，這邊再提一次，台灣的醫療環境，有名的醫師一個上午要看一百人以上，開立的藥物有多少種，要考慮藥物的使用頻次、劑量、途徑、是否有交互作用，要求身為人類的醫師處方正確率百分百，有多強人所難。

有的醫師會在下診後，再次檢查今天所有病人的用藥。但要一個從早上看到半夜，連上廁所都沒時間的醫師再次審視自己開的處方，等於叫他不要睡覺。所以醫師處方錯誤是我們必須、一定、不得不找出來的。

不然誰要找？在那邊酸藥師都沒在做事的人嗎？

## 跟診人員差點淪為兇手

前面藥師調劑錯誤，罵一罵、摔一摔藥袋、叫調劑藥師馬上去換就了事；若是醫師開錯處方，你想罵醫師啊？

「醫師您好，我想確認一下病人○○○的藥，確定要開這個藥嗎？」

「不然呢？」

「喔喔，好的，跟您確認一下而已，謝謝，掰掰喔。」結果下一秒，醫師馬上改處方。傲嬌醫師在我家！

大部分時候，打電話去診間都是跟診人員接的。

「您好，我這邊是藥局，我想確認病人○○○這個藥物的劑量。」

「怎樣？醫師就這樣開啊？」

「喔喔，因為病人的腎功能比較差一點，想問醫師有沒有考慮調降劑量。」

「醫、師、就、這、樣、開。」

「呃……可以請醫師聽電話嗎？」

「等一下啦！」「醫師！藥局啦！」跟診人員在電話那頭，以為不對著話筒講話，我們都聽不到，但其實，我們都聽得一清二楚。

「喂～怎麼樣？」

「醫師您好～病人〇〇〇的這個藥，依腎功能調劑量應該是一天吃一次，請問醫師有要改嗎？」

「喔喔，我再看一下。」

結果還不是改了！如果沒請醫師聽電話，會不會病人的腎功能就因此變更爛！會不會！會！

## 苦痛掙扎都是要解決問題

調劑時，找到處方錯誤就一定要先處理，如果離譜的錯誤跑到覆核那關被發現，覆核藥師就會覺得你是智障。但有時候就算跟診人員說確定處方就是這樣，調劑完交給覆核藥師，覆核藥師還是會覺得你是智障。

「你這個有打電話去問嗎？」「有！他說確定！」

「是醫師說的嗎？」「是跟診人員說的！」

「他說確定你就不懷疑？你自己也要有分辨的能力啊！這個處方這麼奇怪，沒問過醫師你敢交給病人？」

「抱、抱歉……」我當藥師後好常在道歉。

所以大家要記得，診間說確定不一定是確定，醫師說不用改但可能還是會改！醫院藥師可能不是醫院藥師，是醫療體系下的次等公民！

「這麼可憐那幹嘛在醫院當藥師？不爽不要做啊！」

首先，這麼可憐的原因有可能是我能力不足，本身有問題才容易被罵，但我的觀察是所有新人都是被罵上來的，不管再完美都可以罵，因為台灣醫院的藥局文化就是要這樣，罵罵號！

再來是因為，就是想學多一點東西、看多一點處方才來醫院上班啊。看過資深的藥師學姊做事，她真的就是以「病人為中心」來當藥師，後來會發現前面各種苦痛掙扎，在找出處方錯誤甚至是解決問題後，那些都不算什麼。

而且真的很不爽的話，早就不做了，藥師工作很好找耶。

# 第一次發藥就面臨瓶頸

## 困境中求生存的發藥藥師

發藥要順利，靠的是圓融話術與苦中作樂的能力，像殺千刀學姐總是讓我看血腥畫面紓壓，我相信她也是苦過來的。

「學弟～我們一起來快樂學發藥吧～」第一次發藥，帶我的是殺千刀學姊。殺千刀學姊永遠都是笑笑的，嘴形不笑時看起來也在笑，笑時眼睛會瞇成一個彎月型，非常受長輩歡迎。但為什麼會叫殺千刀？

學姊調劑時，看起來是輕飄飄移動，速度其實很快，白袍會像嫦娥奔月那樣飄，然後笑笑跟你說：「學弟～借我過一下喔～」「啪！」一聲打開抽屜，力道之大，不知道此人內力有多深厚，如果我沒借她過，這一撞下去大概就絕子絕孫，學姊當藥師之前到底經歷過些什麼呢？

## 熱愛看血腥畫面的學姊

還有，學姊是笑著講狠話第一名。看起來溫柔微笑著，但嘴裡說出來的話卻很嚇人。

「我們發藥沒別的，藥品對、病人對、確定病人會用，目標就是這些，其他阻擋在你眼前的都是垃圾。」溫柔地笑著。

垃、垃圾……？有需要這樣嗎？學姊是覺得我也是垃圾嗎……？

然後她更喜歡假藉教學，逼我看血腥畫面。住院病人有時會有手術圖片在電子病歷裡：腫瘤、痔瘡、車禍外傷這類圖片都有。之前學姊才分享過病人的大腸圖片，問我覺得看起來像什麼。

啊就大腸啊！不然像綠豆糕嗎？還是妳覺得像稿紙？總之經過大學歷練，血肉模糊的畫面是嚇不倒我的！

「學弟！快點過來看！這次的很可愛喔！」學姊每次叫我看手術圖，就跟一般辦公室OL在分享小貓圖片一樣興高采烈，真的很變態。

「X你娘！」

大家有遇過明明不可能講髒話，但看到超乎想像的畫面時，當下一定要講出你能想到最髒的髒話情況嗎？

結論就是，學姊贏了，我當下差點哭出來，真的很丟臉。

## 鐵壁般的冷處理方式

殺千刀學姊就是這樣有點狠又有點心理變態。

「今天你第一天發藥，我們先知道怎麼核對病人身分跟藥品就好，之後速度要慢慢加快，因為你也知道，發藥太慢病人會很不爽～如果你一直淹水，跟你一起發藥的是我，我也會很不爽唷～」溫柔地笑著。

學姊不爽應該會拿刀砍我。笑著拿刀砍我。

「那你先坐旁邊看我發藥，看我都跟病人說些什麼，然後發藥流程的小細節你也可以觀察。」

「好！」乖乖坐在旁邊瑟瑟發抖。

第一位病人是個中年的大叔。有些病人光看動作就知道——他會跟你聊天。大叔一拿藥單過來，手臂靠在發藥台上輕挑的樣子，他一定會跟殺千刀學姊攀談。

「妹妹有看過別人像我吃這麼多藥的嗎？」不少病人喜歡炫耀自己吃很多藥。

「有喔。」學姊笑著回應。

「妳每天看這麼多藥不會想吐嗎？我光看自己的就想吐了！」

「不會啊。」還是笑著回應。

## 發藥中找到發洩的樂趣

大叔看學姊都句點他，斜眼看向我：「哎唷～我以為藥師都要站著耶～怎麼他坐著啊？」

「我們也以為病人都躺著啊，你怎麼站著？好了你的藥好了喔，名字再對一下，謝謝下一位。」

學姊等一下！我剛聽到了什麼？可以這樣跟病人講話嗎？大叔一副只聽到「謝

謝下一位」的臉，然後下一位病人上前，大叔就傻傻拿著藥走了。

「學、學姊……可以這樣跟病人講話……嗎？」

「當然不行啊！你想被投訴啊？」「那……？」

「你等發藥發久了就知道，發藥真的很容易職業倦怠，因為我修養比較差，遇到這種我不應一下我會不舒服，我發整個上午的藥了，下午沒力氣跟他抬槓。」

「但我是笑著講，而且我講很快，後面又馬上打發他叫下一位，病人也不覺得怎麼樣，這種無傷大雅的發藥小趣味你之後可以自己摸索。」

聽君一席話，勝讀十年書啊！原來發藥也可以這麼有趣！

「但這也是要賭的喔，你看那個學長，他上次跟病人開玩笑，結果被投訴還要寫報告。」

想起之前回家，黃藥師跟病人的對話。病人說他安眠藥會拿來配酒，可以「加速睡眠」。

黃藥師：「加速睡眠？加速死亡啦！」如果黃藥師還在醫院，不就天天寫報告？

## 第一次發藥就遇到瓶頸

看學姊順順得一個接一個發，一批批人龍都被她解決，發藥能有多難？就跟怕狗這件事同樣道理，只要讓狗狗嗅出你的恐懼，他就愈要靠近你！病人也嗅出我的恐懼！（沒有在罵病人是狗，只是比喻。）剛剛學姊發那麼久，一個問題都沒有，結果第一個來跟我領藥的阿姨，馬上就開始十萬個為什麼！

「看你那麼年輕！你是藥師嗎？還是實習生？」「呃……我是藥師。」

「好年輕喔～那你幫我看我這個藥是吃什麼的？」

一緊張就腦袋空白，但藥袋上什麼都寫了。呃……靠夭，藥袋上是寫陰道炎……而且這是塞劑，不是吃的。

「阿姨……這個不是吃的喔……是塞劑。」到底要不要跟她講是塞哪邊？她有可能不知道嗎？

「喔喔喔對！是塞下面的！我知道！」「來來來！你幫我看一下，跟這裡的藥有沒有重複到！」阿姨從包包扯出一大袋看起來髒髒的夾鏈袋，開始獻寶。

「這個跟這個是診所開的，還有這個是上次你們醫院這邊拿的啦！」

全部都是下體出事的藥，有吃的、有塞的，而且看起來都是使用到半途而廢。

「阿姨，妳都沒有把之前的療程做完嗎……？」

「啊我就還沒吃完就不會癢了啊！藥吃多了不是不好？我就沒有吃了啊！」

跟這種下體常鬧鬼、自己又不乖乖治療的病人，到底要怎麼講才不會被投訴呢？

重點是她的藥好多我都沒看過啊～

## 發藥的話術需要學習

學姊從後方飄過來。

「阿姨～妳這些舊的藥看起來放很久，而且有些塞劑都融化了，建議妳這些都不要用了喔。這次醫師開的藥你要乖乖使用，就算用到一半覺得症狀有比較改善，也要持續把療程做完，不然之後還是會要再來看醫師，知道了嗎？」

「蛤～是喔！好啦～」

學姊完全沒講到敏感的字眼，旁人也聽不出來學姊講的是下體的藥，還馬上得出讓病人能接受的建議。我還在糾結「陰道炎」這個字能不能講。果然發藥也是很吃話術的！

台灣人領藥最喜歡一窩蜂擠上來，一個人領藥，旁邊或後面就會有另個病人緊貼著你，深怕被捷足先登。這時要怎麼向眼前的病人衛教？病人隱私蕩然無存。

跟站旁邊硬擠過來的病人說：「麻煩往後站喔。」

「我站這裡等就好。」

「不好意思，我現在在發這位病人的藥，請尊重她的隱私。」

「我又不會聽！」

好，一天來兩個這種病人，藥要怎麼發？認真跟他吵，吵到後來藥不用發、其他病人等很久、都是藥師的錯、還被貼上「很兇的藥師」標籤，所以愛站就給他站。

## 困難重重的衛教之路

這時候你眼前領藥的病人，剛好領了敏感的藥，只好拐彎抹角、換句話說了。

「我吃的是什麼藥？」

一看，全部都是精神疾病的藥，我就深怕會會發生這種情境。

「是思覺失調症的藥物。」

「什麼是思覺失調症？」

「他的舊稱是精神分裂症。」

「我沒有精神分裂！」

這樣怎麼辦？所以我都回答：「可以緩和情緒的藥。」

再來是特殊用法，像是前面的阿姨問：「這個塞劑要怎麼用？」明明是以醫療角度進行衛教，但當病人旁邊又站三個等著領藥的病人，要怎麼說明才不會讓病人沒有隱私？

「麻煩旁邊藥物諮詢室，有藥師會教你喔。」

藥局人手短缺，藥物諮詢室裡沒有藥師。

「來，這張衛教單給你，看了有不清楚的地方再問我喔。」

謝謝硬要擠在旁邊的朋友，讓衛教之路困難重重。像這種跟藥相關的問題，在領藥時，無論如何藥師都會想辦法幫你解決。

## 不死心的病人

但有些問題，我真的當下回答不出來。

「那個……藥師，請問，如果有用這個塞劑，可以發生性行為嗎？」她小聲地問。完蛋，我自己經驗也不多，更何況是加了塞劑！姐姐！妳都發炎了！求求妳就別做了吧！

「呃……比較不建議啦，有塞劑在可能會比較不適。」我真的這樣回答，回答完之後很想死，都已經發炎了，我還管他們的舒適度幹嘛啦？

「喔……因為醫師是開睡前塞，那如果是隔天早上可以發生嗎？」

妳還不放棄？一定要發生？發生後發生悲劇怎麼辦？

「我的建議是不要啦，至少等發炎狀況好轉、做完療程會比較安全。」

病人悻悻然走掉。我馬上衝去查資料，到底用塞劑能不能發生性行為的資料！如果查到說可以，我就危害台灣生育率！我就該死！

這種先答後查的行為其實很要不得，如果後來查到說可以，我難道要再打電話給她：「那個……可以做喔……」（對，負責任的藥師就要這麼做。）最正確是把她轉介給藥物諮詢室，但是藥物諮詢室又人手不夠沒藥師。所以我就把她扣押在發藥台，讓她看著我查能不能發生性行為的文獻，約十分鐘後：「不能做喔。」

當然不可能啊！後面的病人會把我打到這輩子都不能做吧？

又來了，又要怪台灣的醫療環境了，我也不想凡事都怪醫療環境，所以這邊就怪我學藝不精，經驗不足，對不起大家。還有要對不起大家的是，為什麼這篇狂講下體？因為，發藥時問過我特別問題的病人，真的都在聊下體！

# 領藥七宗罪

## 亂七八糟的刁民行為

發藥時可以觀察到各式各樣的病患，他們這些逼近原罪的行為，讓我知道，原來當一位藥師，也是一種罪。

為了達到「以病人為中心」的目標，當遇到病人耍任性時，我會試著先同理病人，理解為什麼他會有這種行為，之後再試著體諒。有時候彼此不尊重是因為不理解彼此，某些病人無意間惹怒藥師，也許只是單純的不懂，而不是故意的，藥師更應該去體諒，並做到告知的義務，不然天天都把病人當刁民，最後社會是無法進步的！

正經時間總是特別短暫，接下來就開始靠北了。在醫院藥局，最容易惹怒藥師的地方，當然就是藥師跟病人接觸最頻繁的領藥櫃台。天主教對人類惡行分出七宗罪名，我們來看看，發藥時可以觀察到幾宗原罪。

## 傲慢：病人自己當起醫師

「醫師開什麼藥給我？」「是抗生素，妳要按時吃喔。」

「不按時吃會怎樣？這個吃多了不是不好？」

低頭看看她的診斷寫著：右手蜂窩性組織炎。

「如果沒有用抗生素治療，持續感染可能會需要截肢喔。」我稍微恐嚇她。

「上次也開這個給我啊！怎麼這次又開一樣的藥？」

「那就代表你還是有在感染啊。」「喔，那我還是不會吃。」

講完這句馬上轉頭就走，不讓我有發言機會。如果她是我家人，我真的當場就賞她個痛快！麻煩珍惜生命好嗎！病人自己當醫師，覺得這個藥吃了會更不好，或是自認沒必要吃藥，不然就是沾沾自喜、跟我們分享他自行更改醫囑：「這個我都自己多吃一顆，比較有效。」擁有這種莫名其妙的自信，你就去唸醫學系就好了，不用來看診啦。

## 來醫院當大爺

上述就像是網路上流傳的梗圖。

醫生：「我叫你九點才吃抗生素，你為什麼六點就吃了呢？」

病人：「因為我想突擊那些細菌，把他們殺個措手不及！」

這個絕對是真實故事，傲慢到醫療人員跟你講的話，你都挑著聽，為你瞎操心的我們顯得很傻。

再來是病人一副「我花錢我大爺」的姿態：「我是你們醫院的VIP耶！我來多少年、花多少錢了！還讓我等那麼久！」

「不好意思，今天比較忙。」「真的很離譜！我要跟院長投訴！」

「嗯，好啊。」「你這什麼態度？你知道我是誰嗎？你用這種態度跟我講話？」

「……」「你叫什麼名字？我一定要投訴你！」

我把識別證拿給他看。VIP要拿手機出來拍，又一直喬不好搞很久。

「可不可以快一點？後面還有人在排隊。」

「你都這樣跟病人講話嗎？你知道我是誰嗎？」

「我不知道，下一位領藥來這邊喔。」

VIP 氣呼呼走掉。

真正的 VIP 怎麼可能自己來排隊？都馬是助理過來領藥，不懂這些 VIP 都是去哪裡申請會員制的，真的以為集八點就能當 VIP 嗎？

## 嫉妒：領藥時的斤斤計較

「為什麼那個人不用排隊？為什麼他可以先領？」「因為那邊是敬老窗口。」

「那要怎樣才能去敬老窗口領？」「七十五歲以上。」

「那個人看起來才五十幾歲啊！」「可能是幫老人家領藥吧。」

「這樣不公平啊，應該要老人自己來才能先領吧？」

計較到這樣，真的很像惡魔。

前一位病人領一大袋藥，少說有十幾種；下一位病人，醫師開立一種止痛藥，薄薄一包。

「就這樣？為什麼前面那個人那麼多？」這樣也要比！拿比較少藥還不開心！

某位病人用藥複雜，藥師衛教了很久後，說：「下一位～」

下位病人只有一包藥。藥師：「三餐飯後吃喔，下一位～」

「啊？就這樣？你沒有別的注意事項跟我講嗎？」

講得比前一位病人少也要計較！妳的藥就真的很單純啊……我還能講什麼？

「呃……早點睡。」

## 憤怒：病人無視排隊規則

等看診等了三個小時，好不容易見到醫師，之後批價又要等半小時，最後一關領藥，病人當然要大顯身手啊！

「請問大名？」

不講話，手比健保卡，臉色不悅。

「請問大名？」「你不會自己看嗎？看不懂字是不是？」

「我們都會再問一次來確定身分，看健保卡以外會再問一次名字雙重確認喔。」

「你們就是要找我麻煩啊！」

「我們每個人都會問，沒有針對你喔。」

「那不然我不要領了！」掉頭走掉，藥師傻眼。下一秒馬上走回來，把藥拿走。

當我們是出氣娃娃是不是？

然後大家一起來算一題數學題。領藥規定是：過號再排隊。你手上的號碼是一五六〇，現在燈號是一五五二，請問可以去排隊嗎？

病人：「可以！一定要去排！因為搞不好排到我的時候，號碼就已經按到一五六〇了！」

結果到他的時候，號碼一號都沒跳。

「你的號碼還沒到喔。」

「你們號碼都沒在跳啊！」病人氣 pupu 站到旁邊。

又發了幾個病人後，號碼跳到一五六五，氣 pupu 病人直接衝過來。

「麻煩要重新排隊喔。」「我剛剛就排過了！」

「剛剛你號碼還沒到。」「現在號碼到了啊！」

如果大家都這樣走程序排過一次隊，之後號碼到了，無論如何就是直接衝上來，那這樣乖乖排隊的病人都是笨蛋嗎？明明一開始就是用僥倖的心態在排，後來還能理直氣壯在這邊跟我大小聲？

因為這邊是醫院，遇到無法控制自己脾氣的病人，我都會安慰自己：「他是生病了，不要太苛責。」但明明他領的藥不是精神科用藥，查他的病歷也沒有精神科看診史（如果被罵得太嚴重，我會認真去查），所以最後我只能把他當作被憤怒惡魔附身了吧。

當科學無法解釋的時候，只能求助於神佛了，惡靈退散～

## 怠惰：就是不肯來看病

至於被怠惰惡魔附身的病人，應該是懶到連來醫院都不願意，所以「電話看診」就出現了。醫院電話怎麼打都很難轉到醫師分機，所以大家只好打藥物諮詢專線。這是一種問不到醫師，只好勉勉強強來問藥師的概念。

「藥師，我的那邊最近長了一個小肉瘤，不知道是不是惡性的。」

除了發藥容易遇到問下體的病人，連接電話也是，我到底上輩子做了什麼？

「你要不要來看診？」完全不用再多問了，這種能不看診嗎？

「還是我跟你講它長怎樣，你幫我評估看看是不是惡性的？」

長得像海葡萄就是良性，長得像麝香葡萄就是惡性？我們課本沒有這樣寫，你跟我講我也無法判斷。

「還是來給醫師看看比較好喔。」

「不知道是不是最近太晚睡，還是因為我有在吃別的藥引起的？藥師你幫我查一下好不好？」

先生！你雞雞要爛掉了還在這邊跟我聊天！

「先生不好意思，你這個情況一定要來給醫師看，我沒有辦法給你建議喔。」

「為什麼不能給建議？你這邊不是藥物諮詢專線嗎？我問藥物相關的問題也不行嗎？」

「不管你的肉瘤跟藥物有沒有相關，我的建議都是麻煩你來給醫師看診。」

然後就被上網投訴藥師很兇。

## 把醫院當自助餐廳

有的病人還會把這個號碼當〇二〇四在打。接電話的是男藥師，他直接掛掉，過十分鐘又打來，聽到是女藥師的聲音，直接開起聊天室。而且這種病人很懂，如果是非藥物相關問題，藥師可以掛電話，所以他們都會一邊問藥物問題一邊聊色。

至於實際內容我不知道，畢竟他不會跟我聊，女同事只有跟我說他會一直「假問藥真聊色」，因為我們是醫療專業人員，有時候會很難區分他是在性騷擾還是在疾病探討。

怎麼講怠惰講到比較像是在講色慾？回到怠惰的部分，有的病人來領藥時，很愛指使我們打電話給醫師。如果是診間的問題，導致處方開立異常，要請病人再跑一趟診間，那病人不想動無可厚非；可是那種會說出「啊？怎麼開這個？我要黃色那顆啦！」或「藥師！幫我打電話給醫師！說我要改藥！」的病人，我想大部分藥師都不會有好臉色，而且也不會幫你打。

一方面這裡是醫院不是餐廳，若是像點菜一樣要什麼藥就什麼藥，那我們醫院改開自助餐，你自己喜歡什麼顏色的藥丸自己夾算了；另一方面，你跟醫師怎麼要求是你們在診間裡的事，藥師無法介入，要我們多花時間幫你打電話溝通，最後被排隊病人罵的人還是我們，所以沒有所謂「藥師順便幫忙一下」，我們超不順便的啊。要換藥麻煩拿著健保卡自己回去診間，開處方的是醫師不是藥師喔。

## 貪婪：治不好的貪小便宜症

醫院人多，民眾也覺得大醫院比較難「凹」，所以蕭貪的病人比較不敢造次，頂多要夾鏈袋這種消耗品。有次在給病人胰島素針頭的時候，他問：「藥師，你針頭可不可以多給我兩個？」

「當然不行啊，多兩個給你那誰要付錢？」「厚！我就想說反正你很多嘛！」什麼神邏輯，很多人錢很多，你去跟他要要看！

這邊跟大家說明，批完價之後來跟藥師抱怨「怎麼這次比較貴」真的沒有用，因為我們也不知道為什麼，你要去問批價櫃臺，我們不是管錢的！至於真正的貪婪王應該都出沒在社區藥局，我醫院藥師沒辦法經驗分享。

## 暴食：邊講邊吃的壞習慣

連暴食也能寫！大家不要不相信，民眾真的很愛在領藥時進食。雖然幫你核對藥品時，要聽你在那邊大嚼特嚼很煩（特別是快中午吃飯的時候），但也沒什麼好生氣的，畢竟生理需求不得不處理，我就讓你慢慢吃，可是小時候媽媽不是都有說不要邊吃東西邊講話嗎？如果不是有玻璃擋著，我真的會被病人噴滿臉。

病人邊吃飯糰邊問問題，櫃台上都是飯粒。下一個病人一頭霧水：「藥師，這裡有飯粒……」「呃……剛剛有人在這邊吃飯糰。」

在領藥時你要進食沒關係，但是你食物污染處方箋就很有關係。處方箋各種污染方式，最常見就是水、咖啡、茶、香灰燻過的痕跡（對，這些是常見的），其他食物殘渣明明很明顯，病人也不把它摳下來就交給我們。

滷肉飯、炒米粉、海帶味增湯、義大利肉醬麵、中華涼麵（有加蒜泥），是都把處方箋當桌墊在用是不是？這邊要提醒大家，處方箋被污染到醫師章不清楚、必要資訊不見，有可能會被拒絕給藥。

## 色慾：被高顏質擄獲的病人

色慾這邊硬要扯，只能延續前面弄髒處方箋的話題了。那麼色慾為什麼會跟弄髒處方箋有關？請大家自行想像。

其他跟色慾相關的，我只能分享我的高顏值同事，明明口罩戴好好、衣衫也很整齊，發藥發一發還能被偷拍PO上FB社團，網友光看戴口罩的照片就能在下面留言集體高潮；面對面接觸時，有的病人還會硬找話題，就是要跟他多聊兩句，學姊受不了衝上去：「妳有問題問我就好，他要發藥。」

病人：「喔沒事了，掰掰。」

這位同事脫了口罩也不會讓人失望的，目前還是單身，只要買十本書就提供他的聯絡方式，敬請把握。

其實上面的病人都是少數，大部分病人只要願意跟我們溝通，我都覺得是好病人。而且比起病人，藥師七宗罪更好寫，因為上面根本好幾宗都是我同事在掌管的。

# 心臟愈練愈大顆

## 住院藥師甘苦談

除了針劑不小心落地會造成爆破現場，還要擔心給病人的劑量是否正確，我看我的膽子大概也快被嚇破了。

雖然黃藥師曾經擔任醫院藥師，但沒向我經驗分享過，而且經過多年，醫院藥師的業務愈來愈複雜，我一直到實習才知道，醫院藥師要做這麼多事、受這麼多苦。在沒照顧住院病人前，那都叫做太好命、過太爽。

住院藥師指的是要照顧住院病人的藥師，不是指「住在醫院的藥師」。藥師照顧的方式，當然就是把關病人的用藥了。門診病人都是沒有「緊急、嚴重、需要動刀、出人命」的症狀；反之，就會成為住院病人。

住院病人不會比門診病人多，但住院病人隨時都可能有狀況，所以二十四小時都有醫師準備開立處方，那當然二十四小時也都要有藥師調劑處方。

## 碎碎不平安的調劑組

門診大部分都是口服藥，所以在門診調劑戰場上各種碰撞都不會出事，但在住院藥局會大量使用針劑，還有各種大瓶點滴，搬一搬會後半生都需要復健的那種。這些掉到地上就是直接爆破現場，爆破的同時也開始錄《全民估價王》。

「啪！」

「萬古黴素幫夫人擋災了～」

「來！各位來賓！這支萬古霉素到底多少錢！請估價！」

「五百！」「一千！」「三〇六四！」

「恭喜猜中的來賓！獲得報銷單一張！請拿去給組長蓋章！」

台製萬古霉素其實一支才三百多塊，這是我的想像而已。打破藥品一點都不歡樂，這些藥雖然我們不用出錢，但你天天都打破針劑，寫報銷單給組長蓋章，有一天被打破的會是你的頭。

有一陣子住院藥師（包括我），光是一天就一人打破一支針劑，組長氣到不行：「也不是我愛講你們，天天都在出包，不是給錯藥就是打破藥，都不知道你們腦袋在想什麼！」

過十分鐘，組長調劑，「碰」！歲歲平安～碎碎平安～而且組長這支，價錢可是比我們所有人打破的加起來都還貴呢！

住院調劑組還有一個主要業務，就是調劑「藥車」，這台推車上有許多寫著床號的小抽屜，住院病人每天固定會使用的藥就會調劑上藥車，再把藥車推到病房，由護理人員接手。調劑藥車基本上不會多困難，棘手的是接手藥車的人。

## 藥師與護理師的恩怨情仇

門診藥師要面對的是病人，少部分遇到疑義處方需要面對診間；住院藥師則是要面對護理師與醫師。在一本寫藥師的書裡，藥師跟護理師的恩怨情仇無法避而不談。你去問全台灣的醫院藥師：「你們醫院藥局跟護理部的關係好嗎？」

答案是什麼應該不用多說了吧。

住院病人的藥品在給藥前，都會經由護理師再次檢查，所以當藥品給錯、少給的情況發生，住院藥師就要去跟護理師周旋。

藥師給錯藥就是直接道歉，可能還要寫報告、被約談；如果是護理師自己交班出差錯、藥明明有給卻說找不到這類事，就比較麻煩了。

傳說有一位高顏值藥師學長，每次病房找不到藥，藥局派他上去，magic！護理師就找到藥了！我沒見過這位學長，可是我也上去病房找過藥。

「啊就沒有啊！莫名其妙！為什麼每次都這樣？我們看就是沒有啊！不能直接補給我嗎？」

直接被爆罵。

## 被討厭的藥師

上述這類技術性問題，顏值低落的我，解決方法就是配藥時要邊錄影，當病房又找不到藥時調影片證明，我真的有配到！人醜真的沒人權，還要自費買錄影工具。

其實護理人員討厭藥師是很容易理解的。連很少跟藥師有互動的門診護理人員，都可以因為處方修改的小事跟藥師打架，那在病房或是急診，需要把屎把尿、一個人處理好幾床病人的護理師，能不想殺藥師嗎？

不能。舉例來說，急診護理師在處理喝醉酒跌倒的病人，病人發酒瘋不好好躺著，開始要下床跳舞，護理師要把病人固定在床上，還要跑來藥局領病人的針劑，披頭散髮、氣喘吁吁，等藥師在那邊調劑、覆核，心想：「他X的要我等多久？你們就算double check還是會錯不是嗎？這麼輕鬆還拿比我多錢，去死吧！」

上述劇情就是真實在我眼前上演過，而且當時護理師看我的表情，一定不只有罵「他X的」。

然後是電話溝通的部分。比起門診，溝通住院病人的處方頻率更高，因為藥師會有自己負責的病房，每一筆會上藥車的藥，都需要藥師的評估與確認。而住院病人使用的針劑、抗生素，比起病情穩定的門診病人，藥師要更審慎評估病人的各項檢驗數據與藥物劑量，所以一整天會一直跟病房護理師或PGY醫師通電話。

## 藥師能力還是很管用

還是小藥師的時候，每天打電話都好怕接的人是醫師，而且打電話給門診，若接電話的是醫師，那就是主治醫師，這時小藥師搞不清楚狀況可是會被教訓的。等到我需要打到住院病房的時候，我已經當了兩年藥師，從小藥師變老藥師了，接電話的就算是院長也不會緊張。

這時在住院病房接電話的，變成是初出茅廬的PGY醫師，因為首次需要自己顧病人、開處方，接到藥師的電話，應該非常慌。

「嗨！醫師你好～我這邊是藥局，病人○○○有開一個點滴，因為它的單位是包不是毫升，你這樣開的話，一天會有一千包點滴上去喔，要麻煩你改成一包這樣。」

「喔靠！怎麼會這樣！對不起！我馬上改！」

「啊啊～藥師不好意思！我想順便問一下，隔壁床○○○的抗生素，劑量這樣ok嗎？然後他還有開一個口服藥，可以磨粉嗎？」

其實藥師是很好用的，很多處方問題藥師都可以解決，我們沒有決定處方的權力，但我們可以幫醫師審核處方，每次接到醫師詢問的電話，都會覺得終於有我的戲分了。但太難的問題，我直接領便當就好，不用讓我出場沒關係。（開玩笑的。）

記得剛到醫院工作時，高中同學還會跟我說：「好好喔～在醫院當藥師都可以看到很多漂亮的小護士～」

飽暖思淫慾，我在醫院的每一天，光是活著都要很努力了，遇到漂亮的護理師，還思什麼淫慾？能順利完成工作我就阿彌陀佛了。而且自己也要撒泡尿照照，護理師真的懶得鳥我。

在醫院被護理師罵、學長姐罵、病人也罵，PGY 訓練兩年的最後大報告，理所當然也要被罵。當時主任的罵罵大意就是，我在跟你談大海，你的報告在談浴缸，這樣不對吧？但主任還是希望鼓勵代替責備，幫我想了一個藉口：「沒照顧過住院病人，所以抓不太到重點。」

兩年後開始照顧住院病人，我可能也需要住院給別人照顧了。

## 臨床藥師的焦慮日常

進醫院前，很愛講想學習臨床、做臨床藥師的業務，真的開始做，還是要先掂掂自己幾兩重。住院病人每一筆藥都要一一審核，確認過後，你的名字就在電腦紀錄上面，如果後來各種處方錯誤你沒看出來，病人還吃了好幾天，人家都住院了，可能因此要住更久或是更恐怖的下場，名字在上面的藥師怎麼辦？可能名字要改刻在墓碑上了。

臨床藥師處理的業務繁多，這種處方確認是每天都在做的事，對老經驗的藥師來說，根本沒有我講的這麼恐怖，因為他們都是神速在確認處方的。

我記得我第一次做這個工作，學姊在後面看著我，我就是兩手抱頭在那邊：「啊～」「為什麼～」「怎麼辦～」

「叫也沒用，趕快做。」

臨床業務處處都是一出錯，病人就會出事。某些藥品的劑量要算得很準，因為它一進入人體，跑到你血液裡，血中濃度低於多少，就沒效；超過濃度多少，就中毒，完全就是在整人類。臨床藥師要追蹤這些整人的濃度，不能讓病人中毒，也不要讓病人挨針後卻沒達到治療效果。

這個工作真的很難玩，因為每個病人抽血測藥物濃度的時間不一樣，抽完後拿去檢驗科，數值出來的時間也不一樣，我們就是整天等這些濃度出來，過高、過低都要去計算劑量要怎麼調整。

當時我假日還會跑去醫院看數值出來了沒，因為數值出來，你沒在時間內評估是否要調劑量，到了下次要再打藥的時間，護理人員照原本劑量打下去，如果原本數值達到中毒劑量，藥師又沒即時介入，那負責藥師可能又要出事了。

當門診藥師時，如果組長開始翻之前的處方、調監視攝影機畫面，代表有病人的藥出錯，我們就開始挫勒蛋。這種情況隨時都可能發生，所以放假時，我都在擔心手機會不會出現醫院的號碼。

「你拿錯藥囉。」啊啊啊啊啊~殺了我！

但這算小 case。

## 天天都在怕出事

開始照顧住院病人後，不用打電話給我，我就在焦慮了。

「我有沒有看錯藥？我那個劑量有沒有算錯？我還有什麼事沒做？我顧的病人會不會死？啊啊啊啊～～～」

就連我離職後都還在焦慮，因為還是有好幾個病房的藥是我做確認、好幾個病人的藥物血中濃度是我介入評估，哪天出事我還是能出事，藥師這個職業，我來做的話就是天天都在怕出事。真的只有我死的那天才能得到真正的安寧。

少根筋又蠢笨的我，每天下班後，都要呆坐在椅子上想一遍，哪邊沒注意到、哪個業務沒有做好，再捫心自問：「我是不是比較適合回家啃老？」

不負眾望，還真的很多時候都有事情沒做好，但好險大部分不是跟病人相關的，頂多是藥局內部會被學長姐破口大罵、摔東西的那種小事，所以還可以勉強鼓勵自己：「你還是可以當藥師啦。」

# 上演真實又荒謬的戲碼

## 實習指導藥師還要會演戲

為了確保未來的同事都是神隊友，這時就需要實習指導藥師的存在，但是，為什麼我又要上台演戲了啦？

藥師真的很謹慎，連未來的同事素質都要超前部署、提前把關。實習生若沒意外，有很高機率會成為自己的同事，所以一定要確保不會有智障未來跟自己共事。當然主要是希望能培養出專業的藥師人才啦，因此實習指導藥師資格應運而生。

不像其他職類，藥師如果要教導實習生，還要成為實習指導藥師才行。這個資格要通過兩年的教學醫院工作經驗、具有教學熱誠且有主管推薦，才可以去參加為期兩天、十六小時的《演員的誕生》節目。

沒錯，這個實習指導藥師訓練，除了分組討論外，有大量的情境模擬，藥師們要上台進行各種話劇表演，我真的很想死。全部不同醫院的藥師在同一組，一人罵自己醫院五分鐘，怎麼還有時間討論？更何況還要演戲！

但真的物以類聚，藥師裡面跟我一樣不善社交的人佔多數，我們整組都超安靜，指導我們這組的藥師一直逼我們發言，我們就像很難追的女孩子一樣，都簡答回應，只差沒說：「我要去洗澡了，掰。」

## 藥師要有專業倫理

要教導實習生前，要先學倫理學。記得當時講師說，具專業能力者，除了擁有專業技能外，也須具備「利他」與「社會責任」的特質，就是必須要有「專業倫理」。否則開鎖業者等於宵小之輩、學功夫者等於黑幫流氓、媒體工作者等於公器私用者、新聞記者等於預設立場主觀者。

咦，怎麼感覺愈後面愈開始讓人認同了？這就是沒有專業倫理的緣故。所以沒有專業倫理的藥師等於什麼？於是我們開始討論這些倫理議題案例。

案例一：某日藥師接獲跟診小姐送至門診藥局的一袋藥品，經藥師清點數量計一千零十二顆的某某藥品，效期皆未過期，由病人看診自費領藥兩年，但不曾吃過一顆，但每粒七十九元，因此約八萬元，藥師該不該接受退費退藥，再調劑給其他病人使用？或應全數丟棄？

這種題目應該都是真實故事，因為我這種執業兩年的小朋友都遇過類似情形不只一次了。這個例子還是病人自己出錢買藥，雖然浪費但他沒花納稅人的錢，不過現實世界多得是用健保資源領一大堆很貴的藥，然後再原封不動丟掉的人，而且丟來藥局還一副「啊你要拿我怎樣？」的嘴臉。

這種病人，基於「不傷害原則」我們要讓他毫髮無傷走出藥局；但基於「正義原則」，我們要在醫院外面把他蓋布袋痛打一頓。開玩笑的，會被倫理學老師罵。

## 職業道德不可被動搖

病人帶回家的藥，即使再新、保存再好，我們都不可能接受你的退藥再給別的病人。除此之外，為什麼病人會有買藥不吃的情形發生？這部分也是必須發揮藥師專業好好跟病人談的。雖然病人通常會一副「關你屁事」的態度，但藥師是真的想關心你們唷。（才剛講完蓋布袋的事會不會很沒說服力？）

還有一題是我跟同事在上班途中，一起思考的倫理思辯題：到底掉到地上的藥該不該撿起來當沒發生過，再給病人吃？這算倫理思辯嗎？應該單純有沒有道德吧？

「當……當然不行啊！」我直流汗。

「那！如果掉下去三秒內撿起來呢！」「也……也不可能再給病人……吧。」

總之不管怎麼問我，在這本書裡，是不可能會有藥掉到地上還給病人的事情發生的！

這邊插播一個藥局同事掉藥在地上的小故事：一顆瀉藥掉到地上。

同事：「不要撿了！不然吃了會拉肚子！」

謝謝大家。

## 一不小心就可能暴露病情

再討論一題：在電梯中，兩位藥師討論到某床病人：「年紀輕輕就得到〇〇病，預期生命很短，實在太可悲了。」

結果同電梯剛好有此病人的家屬，當天就告到院長室：「醫院不是應注重病人就醫的隱私嗎？為何你們醫護人員會在電梯間討論病情？」

這類事天天發生。之前同電梯有主任還有另一名醫師在擠滿病人的電梯裡，醫師手機響了，從對談中可以聽到病人離奇的血液檢查數據。

主任：「好可怕的數字。」醫師：「對啊。」

電梯門開了。

醫師：「主任我先走囉。」主任：「去救人了！快！」是在拍日劇嗎？

這個例子聽不出病人是誰，但醫護人員隨時處在暴露病人訊息的風險中。

題目中的訊息「年紀輕」、「○○病」，如果是病人家屬一聽就知道，於是發生了向院長投訴的悲劇。大部分時候，醫護人員談論病情都是臨床知識的討論，但加諸了一些情緒性字眼，一般民眾就算聽不懂前面的專有名詞，聽到你說「太可悲了」「好可怕」，家屬直接哭倒在電梯裡也是不無可能。

這題該怎麼做沒有標準答案，但違反保守隱私這點大家都同意。所以如果藥師真的很想討論病情，也應該要確保不會透露太多個資，談論的內容也應該有所限制，不然學術性的討論，在外人聽起來會很像巷口的阿姨在講別人八卦，更慘的是還被家屬聽到。

這些倫理情境題，在兩年執業生涯差不多都有遇過，很高興我都沒有違反倫理原則，我只是愛開玩笑，不會真的去蓋病人布袋的。

## 藥師不想當演員

然後綜藝節目的環節就來了，為什麼當藥師後還是逃不過這類事啊？劇本是各種實習生出事的故事，我們每位藥師要分配角色及旁白，演出一部只有給部分劇情設定、後面的走向必須要我們自由發揮的戲。

劇情開始，實習生第一天到醫院，直接向指導藥師表明：「我要重考醫學系，所以實習作業我不會做，我要唸書，麻煩指導藥師不要煩我。」這後面的劇情走向應該就是往武打片那個方向吧。但可惜現場不能吊鋼絲，所以我們只好選擇走文戲的路線。

三總藥師：「跟他說：『你覺得你實習作業都做不出來，考得上醫學系嗎？』」

馬偕藥師：「聽他的話，不要煩他，實習分數零分。」
國泰藥師：「其實不吊鋼絲還是能拍武打戲吧？」
大家都超級狠，指導我們這組的藥師一直叫大家冷靜。最後大家只好上演溫馨戲碼，對實習生曉以大義：「我理解你有不同的人生規劃，但你實習費用都付了，這些經驗對你以後當醫師也有幫助，還是鼓勵你認真實習，好好把握這個機會！」
實習生：「從來沒有人對我這麼好！為什麼你對我這麼好？」
藥師：「其實我是你的生父！」
實習生：「爸……爸爸！」
兩人相擁而泣，背景音樂響起，全劇終。不是要我們演戲嗎？要演大家來演啊！
（還在氣要我們演戲這件事。）
這個劇本後半向台劇致敬的部分沒被採用，因為需要大量演技支撐，還要考驗藥師演哭戲的能力，所以只能演上半部。不只我，我發現組員都不爽要演戲這件事。大家都超不投入，以一個眼神死的態度在唸台詞，超級好笑。
指導藥師：「希望你好好把握這個機會。」

實習生：「喔好，我知道了，謝謝藥師。」

旁白：「演完了。」

## 也有戲分做足的好演員

結果別組的演出好精采，好像在看《玫瑰瞳鈴眼》，只差沒有床戲了。（為什麼要有床戲？）他們的劇本是，實習生在調劑時會找機會偷懶，並且呆站在調劑台邊，佔了調劑位置還不做事，使調劑藥師非常困擾。

旁白：「實習生小明昨晚熬夜追劇，今天實習時精神渙散，在調劑台旁閒晃，也不見他拿處方來做，讓調劑藥師小玉是不堪其擾啊！」

小明打了一個大哈欠：「好累喔~好不想調劑喔~」

小玉沒有說話，在旁邊表演調劑，空氣取藥的樣子令人尷尬。小明仍舊站在那邊，然後時不時會跟小玉碰撞。

小玉：「嘖。」

旁白：「在一旁觀察許久的指導藥師小美終於按耐不住，把小明叫了過去！」

「小明！你過來一下。」「學姊等我一下，我做好這份就去！」

看起來是自己加戲，剛剛都沒演，現在開始即興演出空氣拿藥，表演慾真強啊。

「學姊我好了！」「我看你今天精神不太好，是昨天太晚睡嗎？」

「昨天把《屍戰朝鮮》一整季都看完，所以只睡兩小時就來了！」

好誠實。

「你先去洗把臉，回來再繼續調劑。」「好的學姊！」

旁白：「這時調劑藥師小玉把手上的處方做完，走向小美。」

「小美學姊，你的學生真的很混！整天都在摸魚還佔我調劑台位置！」

「好啦不要生氣，交給我處理。」

小明回來了。

## 開始變調的劇情

旁白：「小美找了一份複雜的處方，裡面包含了需冷藏藥品、需登記的管制藥品、高價藥品、需要跟藥庫叫藥的藥品，交給了小明。」

「小明，如果你能做好這份處方，之後調劑時間我就讓你去做自己的事。」

小明又要加戲了。

「學……學姊，這份處方好厚喔，這個藥我根本沒看過，要去哪裡找啦？怎麼辦？」小明蹲在原地崩潰，小美、小玉走到了他身旁。

「所以啊，我們才需要練習調劑，除了熟悉三讀五對以外，我們可以從調劑過程中認藥，有些藥品因為很少見，只會放在藥庫，你平常都偷懶，或是都挑簡單的處方來做，遇到這種複雜處方當然做不出來啊！」

「就是說啊！」

「學……學姊，我知道錯了！我以後會認真練習調劑的！」

旁白：「從此以後，小明每天都認真調劑，也在實習最後得到了最佳實習生的獎，真是可喜可賀！可喜可賀！」

全劇終。

怎麼後面變莒光園地？前面還不錯，後面開始變這麼八股也太難看了吧？

上述的課程內容因為太離奇，很擔心大家以為我在開玩笑，但除了一些明顯是別組的模擬演出好精采，好像在看《玫瑰瞳鈴眼》。

我內心戲的東西，其他全部都是百分之百的真實故事。經過這兩天的課程，讓我們學習以後帶實習生可能遇到的情況，情境題的部分也一點都不誇張，很多都有真實發生過。

想不到吧實習生們，你們的一言一行都被看在眼裡，還被編成教材，而且指導藥師們還要演出來。（有夠荒謬。）因為這些劇本的後續劇情都沒有標準答案，不知道會不會有藥師遇到這類實習生，真的就走武打路線？（對我們同組的其他藥師寄予厚望。）

# 小兒磨粉勸世文

## 自己小孩的藥自己磨

要讓孩子免於吃藥風險又不想排隊等太久，就要動用爸媽們的手指……

我不是指上網發文抱怨藥師。

隨便坊間去翻一本藥師寫的書，大家都在宣導不建議讓醫療院所磨小朋友的藥。我知道這裡寫了之後，大家還是會繼續要藥師磨粉，但如果能多影響一個人就要寫！而且我寫得很恐怖，應該可以多影響兩個人！

**需要磨粉的各種情況**

我試想自己是家長，會讓醫院藥局幫忙磨粉的原因有三。

一、懶得自己磨：一天吃三次，自己磨的話，要不一次全部磨起來，不然就是每吃一次磨一次。一次磨起來，小孩要吃一個禮拜的療程，吃到第三天，其他用分包紙包起來的藥粉受潮了，一塊一塊像貓大便，小孩又愛吃不吃、吃了又吐，打電話問藥局怎麼辦，藥局跟我說如果吐藥要再去找醫師開處方，把吐掉的劑量補上。我又要再跑一趟醫院、再花一次錢、再磨一次藥粉，我當初幹嘛生小孩？

二、我根本不會磨粉：磨粉不是傻傻地把藥錠磨粉、給小朋友吃這麼簡單耶，我把一顆藥磨好，要給小孩吃多少粉？藥師跟我說要三分之一，是要我磨好粉後用信用卡分三分之一嗎？我不小心用鼻子吸光光怎麼辦？而且這個藥這麼難切！要我先切好再磨，請問我怎麼切三分之一？如果切不準，小孩吃了沒效，夭折怎麼辦？早知道當初就避孕了！

三、醫師直接開磨粉：醫師問我小孩會不會吃顆粒，我說不會，醫師就開磨粉了啊！藥師還勸我自己磨粉，啊醫師就這樣開，你們是要我怎樣？你們磨粉分包後，我就一次餵一包藥這樣不是很簡單？還要我自己磨粉？不然我小孩給你養算了！

結論：我當家長的話，小孩也太可憐了吧？竭盡心力要除掉他耶。

## 不希望讓藥師磨粉的真相

其實藥師不建議小孩去醫院看診後拿藥粉回家的原因，跟去吃排隊名店是一樣的道理。首先就是要等很久，不管是尖峰時段還是離峰時期，磨粉就是要等，特別是在流感、武漢肺炎流行期間，多待在醫院一秒，就多一分被感染的風險。

再來衛生方面，就算是排隊名店，你怎麼確保裡面的廚房很乾淨、廚師都很有衛生？如果在餐廳吃了拉肚子，也許還有話說；但今天是吃藥，如果你的小孩本身就在腹瀉，之後回家吃藥後繼續腹瀉，你也不知道是因為藥粉不乾淨或是本身疾病的問題，而且有些藥品本身的副作用就是腹瀉，兇手是誰根本無從找起。

藥師不是每個人都很乾淨的，如果我要吃我同事那個誰誰誰磨的粉，嘔嘔嘔嘔嘔，光想就是一陣乾嘔。

然後是安全性的部分，一間醫院能有幾台磨粉分包機？怎麼確定磨小兒粉的機器不會偶爾拿來磨大人粉？怎麼確定其他小孩吃的藥不會有副作用相對較多、較危險的藥品？

一些無法以口進食，需要磨粉才能用藥的成人，他們的藥品大部分都是慢性病藥物，也就是降血壓、血糖、血脂這類藥品，大人粉磨完、清理磨粉機之後，接著就磨小兒粉囉！這些怎麼樣都清不掉、少量殘留的大人粉混到小兒粉中，也許不會發生明顯症狀，但誰知道幼童少量攝取到這些成分會有什麼影響？

當然醫院盡可能會分開，大人粉用一台、小兒粉用另一台，如果遇到磨粉淹水，外面發藥窗口的家長就抱著哭泣的幼童衝過來：「到底要我等多久？你們藥師有沒有在做事？你知道我等多久了嗎？」

當然是磨粉機全開，還管你哪台磨大人，哪台磨小孩？家長已經準備在社群網站上發文了！

## 為小孩好，請自行磨粉

「各位媽咪！不是我不尊重醫護人員，你們幫我評評理！今天女兒來醫院只是看個感冒，一個藥磨粉就讓我等了快半小時耶！那個臉很臭的女藥師竟然還跟我說磨粉就是要等！我女兒就已經很不舒服了！磨個粉是有多難？#媽咪 #育兒 #人妻

生活 #森氣氣 #傻眼」

就像去餐廳吃飯，我可不敢罵服務生，如果他們在我飯裡吐口水怎麼辦？等一下，這個舉例太母湯了，無論如何藥師都不會在藥裡幹嘛的，但我們還是防人之心不可無，哈哈哈。（家長應該都笑不出來了，特別是有兇過藥師的。）

要怎麼避免這些等很久、藥品可能混到別人的藥的情況？就是遇到醫師問說：「小朋友會吃顆粒嗎？」馬上跟見鬼一樣快速回答：「不會！但我們自己會磨！醫師跟我們說要吃多少就好！」

不要偷懶！生小孩這麼麻煩都生了，磨粉這種麻煩也要克服！

## 第一次自己磨粉就上手

磨粉前要先確認各種藥品的劑量，一顆藥要分幾分之幾，然後盡可能地準確分切，之後用湯匙把藥壓碎即可。

病人若問我藥怎麼切，因為我不鼓勵多花錢再買切藥器，所以我都會跟他說可以用菜刀，他們都一臉「你在公三小？」的臉，但就真的啊，只要是乾淨消毒過的器具，剪刀、菜刀、一字起子都可以切藥，我們要的是結果，不是過程。（過程要乾淨就對了。）藥品建議一次要吃多少就切多少、磨多少，避免一次全部切好，使藥品的斷面容易受潮。切半的藥好好放在夾鏈袋中，避光、避濕、避熱就沒事了。

然後劑量的部分，前面說「盡可能」準確分切，啊我「盡可能」就是很不平均啊！不要講「盡可能」這種屁話好不好？你乾脆說每次藥品服用「適量」算了！

大家知道藥師是怎麼把藥粉分包的嗎？分包機設定藥包數量後，把藥粉倒入凹槽，用各種尺寸的刮勺把藥粉鋪平，如何確認劑量是準確的？就是「盡可能」把凹槽中的粉刮平，刮愈平代表分的每一包愈平均。

所以又是一個要「盡可能」的工作了。

## 家長拿捏劑量比藥師還準

有些藥師怎麼刮都刮不平，不然就是某些劑量會特別難刮平，等到藥師確保刮得非常平時，家長已經在FB上發三篇文了！所以要期待磨粉台淹水又人手不足的醫院藥師刮多平？搞不好家長自己鱉腳用剪刀剪藥、壓成粉，劑量還比藥師分包準。啊所以劑量怎麼樣都不會非常準，那要我小孩怎麼辦？放水流？

通常這類藥品都是症狀緩解的藥物，也就是止咳、化痰、止流鼻水這種，劑量就算沒有很精準，影響也不大，小孩還是可以保住的。至於抗生素通常都會是藥水的形式，幾毫升就可以很精準用量杯量，所以劑量不用擔心。知道這些磨粉的細節，以後小孩生病，醫師問要不要磨粉的時候，知道該怎麼做了吧？

嗯，我知道你們還是會繼續請藥師磨。沒關係啊～我最喜歡磨粉了！

## 最好的餵藥方式

對某些家長來說，這些前置工作都好解決，真正困難的是餵藥！你有看過古代賜毒酒，但犯人嘴巴一直不張開的情況嗎？有的家長餵藥就是這樣。

拿完藥後在門診候藥區直接餵藥，小弟弟嘴巴緊閉抵死不從，媽媽竟然捏著他的鼻子：「好啊！你就不要呼吸啊！」小弟弟還很有骨氣憋很久，結果嘴巴一打開，媽媽就把杯子湊過去，小弟弟馬上再閉上嘴巴，藥整杯潑在他臉上，媽媽馬上爆打小弟弟屁股兩下。好慘，要被潑臉又要被打。

我和學妹看完整齣後對看，學妹：「我以後還是不要生小孩好了。」

餵藥這部分我沒有什麼經驗，自幼以藥為食，年紀輕輕就很會吞藥，根本無法體會吃一顆藥要折騰半小時的痛苦。現在市面上有一些幫助吃藥的小物，像是餵藥果凍什麼的，應該可以遮蓋藥的苦味，或是其實你的小孩根本就會吞藥，磨成粉反而更苦，直接給他藥粒可能問題就解決了。對付幼童，動之以情是沒有用的，誘之以利在苦藥面前也無效，那就只能懼之以害：「吃藥跟打針選一個！」

但在門診候藥區的家長都是選擇直接揍之以拳。

最後補充小孩吐藥的處理方式，首先先看看他吐的是什麼，哇～挫賽，誰知道他吐的是什麼？應該是皮蛋瘦肉粥跟一些紫色的藥水吧？

所以在發藥的時候我都會跟家長說，抗生素不建議你跟其他藥粉、藥水混在一起餵，如果小孩吐了你會不知道他吐了什麼。因為抗生素吐出來就要補吃，其他症狀緩解的藥品吐出來，只要沒有出現藥品對應不舒服的症狀，不補吃也沒有關係。因此，正確的做法應該是，餵了症狀緩解的藥水後，隔一段時間小孩沒吐，再餵抗生素藥水。

# 揭露醫院藥師背後的祕辛

## 許多藥師也不知道的真相

龐大醫療體系下，到底隱藏多少驚人的醫療內幕呢？我只知道醫院藥師做過最糟糕的事就是，偷感冒藥來吃。

見過很多世面的老藥師，常以根深蒂固的想法來跟新藥師說，醫院藥師怎樣怎樣、這間醫院怎樣怎樣，但其實自己根本沒進入過體制，或是離開體制好幾十年了。等到新藥師自己進入醫院，才發現老藥師的資訊已經過時了。

就是在講我跟我爸媽。

自此我學會了懂多少事說多少話，沒經歷過的，我不會裝會，所以這本書提的東西，範圍即使縮小到「醫院藥師」了，對其他老藥師來說還只是算冰山一角：「工作幾年懂個屁啊！」

但沒關係，雖然我懂的不多，還是能寫這種秘辛揭露、標題很灑狗血的文章。我相信不是在醫院工作過的藥師，可能也不知道這些事，至於一般民眾，一定不可能知道。如果你不是醫院藥師，但你都知道，那，你很棒！

## 新藥審查背後的糾葛

醫院引進新藥這件事，聽起來稀鬆平常，但其實是要經過層層關卡才能成功進入醫院的。畢竟要考量醫院病人性質、醫師開處方習慣等，還有最重要的，引進醫院就是讓藥廠賺錢的一大保障，這其中牽扯的利益糾葛，後面有多少陰謀暗算呢？讓我們繼續看下去。

要將新藥引進醫院，主治醫師需提出申請，並經過藥師評估，最後由藥事委員會做最後決議。今天如果我是藥廠的人，就要從這些步驟中一一擊破，讓我們家的新藥一路順進醫院賺大錢！如果中途殺出程咬金，醫院決定不進我們家的藥，我直接被老闆打死。

這些步驟中有一些關鍵人物，只要把他們搞定，新藥的訂單應該就能搞定了！藥廠的教戰守則中，關於「將新藥順利引進醫院的 know how」這個條目裡，在寫完每位醫師以及委員會裡大佬的介紹、興趣、喜歡吃的東西後，會在最底下用小字寫：「p.s. 不用鳥藥師。」（這一段是在開玩笑的。）

## 下班後還得做報告

讓我來跟大家說明。首先主治醫師不管是自己臨床會用到、藥廠業代拜託等各種原因，決定要來申請新藥引進，那這間藥廠就要生出申請書，並得到主治醫師的背書後，交給瞎忙的 PGY 藥師，也就是我們，來進行新藥預審。我們這些 PGY 就要用下班時間開始做報告囉！

首先是藥廠給的申請書，裡面會有新藥的所有資料以及申請原因，我們要像老師改作業一樣看他們有沒有亂填。我當初還很高興，拿到國外有名藥廠的新藥，他們的申請書一定超級厲害、寫得超級完美，根本不用我改。結果他 X 的根本亂寫！我幾乎每一項都要重新查、重新填，搞到我好像才是藥廠業代！這個藥進不進來我真的不在乎！為什麼我上班八小時後要留下來幫你填！

改作業還是小事，我們改完還要寫另一張藥師的預審意見。預審意見就是要找文獻，看這個藥到底適不適合我們醫院、我們病人用不用得到、跟院內類似品項比較後是否有優勢，當然藥價經濟層面也要評估，就是一個非常學術的過程。最後你要得出一個結論，這個藥到底要不要進。

當初一起在做新藥審核的學妹：「我好久沒有這麼想死了。」她不是笑著講，是真的下一秒就會一了百了的那種表情。

## 不被採用的意見

預審意見表由 PGY 藥師寫完後，會交由另一位資深藥師複審，最後才送到藥事委員會中進行審查，來判定生死。這樣聽起來，藥師的意見很重要啊！沒有，藥師的話真的是屁。當初我做完我的評估，意見是：「這個藥該進！」之後交由資深學姊複審，她的資料完全把我拉回現實。

因為我就是一股腦投入新藥有沒有比其他同類藥有效、經濟效益有沒有比較好這類表層的評估；學姊則是完全以病人為中心，評估引進這個藥對我們醫院病人是否有益，以及國人基因、用於洗腎病人安全性等許多我沒有看到的面向。

看完學姊的評估，完全找不到不引進的理由。

結果最後竟然沒有進。

之前同事做的一個新藥審核，明明院內就有類似的藥，這個新藥也沒有比較有效、比較便宜，所以藥師意見是：「不用進。」

下個月這個藥就進來了。

真的不用在意我們沒關係耶，反正我們留下來加班的那好幾天、折損的幾年壽命真的不重要，藥事委員會真的不用顧慮我們耶。

所以藥廠業務代表也完全不需要鳥藥師，因為你給我五千塊，叫我把預審意見寫「強烈建議引進」，你覺得會多有效果？

資深學姊：「藥事委員會就是做生意的地方。」

雖然做完評估學到了很多，但最後出現這種經濟利益凌駕於病人安全的結果，真的滿令人灰心的。

## 你的不幸會拯救他人

我知道接下來要講的事情很無聊，但還是看一下啦，拜託。

藥物從發明到上市，中間會經過三階段的人體臨床試驗，並在測試期間觀察藥品產生的副作用，可人類的個體差異很大，試驗中受限於人數、族群、時間等，一定會有其他可能的不良反應沒有觀察到。

因此藥品上市後，就進入第四期臨床試驗，試驗對象就是有在用藥的所有人，持續追蹤是否有先前測試階段沒有發現的副作用或不良反應出現。歷史上就有幾個有名的藥品，上市之後出現嚴重不良反應，導致下市。第五十頁提到的減肥新藥Belviq，即為上市後發現會增加罹癌的風險，因而下市的例子。

發生不良反應後，主動通報的重要性在於，能讓我們醫療人員學習：這個藥品有發生這種不良反應的可能，以後臨床醫師就能夠參考，知道哪些情況要更小心使用這個藥；對於發生同樣不良反應的病人，有這個敏感度去偵測到，喔～這個藥有可能就是兇手！

所以，每個不良反應都很重要，特別是嚴重型的不良反應！因為你的不幸，也許可以拯救更多的人！

## 藥師也可能不知道的通報系統

會寫在這邊的原因，是根據統計，二〇一八年藥品不良反應通報來源，藥師佔68.73%，醫師佔0.99%，護理師佔0.57%，其他醫療人員佔1.58%，加起來沒有100%，是因為還有藥廠以及民眾也會通報。

其中藥師通報了一萬零七百九十九件，遠高於其他職類，感覺起來全國藥師都卯起來通報，但其實沒有。

有的藥師是完全不知道有這個通報系統（看向我爸），或是根本沒時間上去通報（看向我媽），明明是大學上課、醫院實習都會接觸的一個資訊，甚至國考還會考，但實際遇到病人出現不良反應，到底多少人真的會上去通報呢？

可能由於大家沒把這件事放心上，或大部分都是醫院工作的人才會通報，寫在這邊也滿合理的，因為好多人都不知道、忘記了或是害怕想起來。

會去通報的通常都是一線接觸病人的醫療人員，如果不是明顯外觀看得出來的不良反應，藥師通常也是需要病人主動抱怨，否則根本無從發現。

像我在醫院工作一整年，通報件數：一件，而且還是剛好那天領藥病人比較少，病人有空跟我抱怨他嘴角爛掉一個月了，不然我還以為他本來就長那樣！就算他不長那樣，一般藥師也不可能主動問：「你嘴角怎麼了？」

民眾如果吃藥後發生奇怪反應，如夢遊、變胖、出現幻覺、嗜睡、鼻毛變長，都可以跟藥師討論，一起研究是否是因為藥物所引起的，也許因為你的新發現，可以在藥物說明書上增加一筆不良反應紀錄，就是因為你的功勞！（很不吸引人。）

## 亂吃藥的危險後果

至於怎麼研究是否為藥物引起的不良反應，在醫院 PGY 可以說是必修課程。對於發生不良反應的個案，我們要像跟蹤狂一樣，把這個病人徹頭徹尾了解分析，抽絲剝繭排除各項因素，來研判是否是藥物引起。

除了常見、可預期的不良反應以外，還有一些因為個體差異（簡言之就是比較衰），而出現的嚴重不良反應，如因此而需住院、導致殘障、死亡，就可以向政府申請「藥害救濟」補助。

這個補助至少要嚴重到住院才可以申請，但除了住院外，也有其他限制。如果是非正常管道取得藥物，使用後出問題，國家沒有義務救濟你，這部分在申請「藥害救濟」的案例中，常常出現嚇人的例子。

三十二歲男性，因為下背部疼痛，同事給予藥物使用數天後，出現喉嚨痛、眼睛痛、皮疹症狀，之後皮疹持續惡化，急性肝炎、腎衰竭，最後死亡。

同事給的藥不是單純止痛藥，而是用於神經性疼痛或癲癇的藥物，根本不適合所有疼痛，而且此藥用於帶有某些基因的人，會產生嚴重的藥物過敏，也就是發生在此案例身上的事。

「這個藥我吃很有效，你要不要試試？」

不會認藥的一般民眾在接受別人給予的藥品時，一定不會想太多。

此案例因為非依正常管道取得藥物，不予救濟。

只是因為背痛、吃了同事給的藥，幾天之後就過世了。這個故事聽起來很恐怖，但藥害救濟的案例裡，多的是這種例子。

## 此止痛藥非彼止痛藥

不隨便使用別人給的藥品真的很重要。

Netflix有一部原創電影，劇情提到女主角是一位音樂神童，因照顧生病的母親而中止音樂生涯，母親過世後，與昔日導師見面，卻發現導師的新學生米粉頭的琴藝勝過自己，於是主動親近她，在一夜狂歡後，女主角主動給予止痛藥，還慫恿對方吃藥配酒，最後因為藥物的副作用而產生幻覺，再加上酒精會增強副作用，米粉頭出現幻覺，以為自己手臂有蟲在裡面爬，於是用女主角幫她準備的菜刀，自己把自己的手剁下來。

沒有爆雷，這部分就是在講預告片在演什麼。

重點是，她給的根本不是什麼止痛藥，是一種抗癲癇的用藥，而且此藥在醫院天天都在拿，取得不困難，生活周遭又很多人會隨便接受別人給的藥，不管藥物副作用會不會真的讓自己把手剁下來，這個行為都非常危險！

「你頭痛？我有止痛藥，給你吃。」

剁手囉！

## 上網搜尋就能辨識藥物

住院病人有時會有自備藥，可能是在診所、別的醫院拿的藥，有的已經分裝好、撥半，無法確認時，那一包就會丟給醫院藥局，由我們來幫忙辨識。

PGY 藥師進醫院受訓，前期就要開始認藥物裸錠的長相，然後把院內裸錠都背起來。

但世界上這麼多藥，病人送來辨識的藥不可能都是醫院有的品項，所以我們辨識的方法就是，上網 google。

秘辛揭露：藥物辨識只要你會 google 就會做。

步驟很簡單，上網搜尋「藥台灣」，第一個連結，點選藥品辨識，輸入藥品上的字樣，找到了。如果照這個步驟找不到這個藥是什麼，你請藥師幫你辨識，大概八成我們也找不到。

有時病房送下來的藥，藥品被撥半再撥半，只剩下比粉末大一點的藥粒，肉眼無法判讀，我們醫院又沒有儀器可以做藥物分析，真的想知道藥品成分可能只能送化學鑑識科了。（沒有人會這麼做。）

## 大家的辨識能力都一樣

若藥品完好無缺，但一顆白色、上面什麼字都沒有的藥，也是無法辨識；即使院內有跟它一樣大小、一樣顏色的藥，通常藥師也不會斷言這顆藥就是它，因為最後如果真的不是，讓病人出事的話，就是因為藥師辨識錯誤！

還有藥廠很煩，出廠的藥上面沒寫字，但硬是刻一個俏皮的圖案。送來給我們辨識，我們關鍵字要打什麼來搜尋？重點是那個圖案還無法說明是什麼鬼東西，如果不是看過這顆藥，是絕對找不到的。

最後是上面有字，但就是真的找不到的藥。我把我能用的搜尋資源都找遍了，就是找不到，學妹還會瞎起鬨：「不會是病人有在用毒品，自己做的藥吧？」

然後送回去病房，護理師就會碎唸：「這上面不是有圖案？不是有字？這樣也無法辨識？」

也許藥師可以藉由經驗、你使用的其他藥品、雲端藥歷來辨識你的藥，但大部分我們的辨識能力，跟會google的民眾差不多。

# Take home message

## 多了解藥師的辛勞與付出

你都稱「藥師」還是「藥劑師」？藥師真的只是包藥機器嗎？都快結尾了，你還在問這些，罰你再重讀一遍前面的文章。

在一篇簡報裡，也許大家從頭睡到尾，但最後一張投影片放上「Take home message」，就是你什麼都可以不知道，但至少把這張的資訊帶回家吧，我想是個人都應該會稍微看一下，所以這篇就是我的「Take home message」。（但很長，可能還是有人帶不回家。）

## 發起藥師正名運動

如何惹怒藥師？

來醫院發問卷時，上面職業類別可以勾選的地方，有醫師、護理師、醫檢師、「藥劑師」，藥師們就會面面相覷，然後心想：「這張問卷真是垃圾，連職稱都能寫錯。」我們從頭到尾都是考「藥師」執照、在醫院擔任「藥師」、管我們的法律叫做「藥師法」，現在沒有所謂「藥劑師」這個職稱。

有「劑」這個字的職業真的不多。「藥劑師」是日本藥師的名稱，石原聰美主演的日劇《默默奉獻的灰姑娘～醫院藥劑師的處方箋》，有沒有寫錯？藥劑師耶？沒寫錯！因為她是日本藥師，但在台灣就是要叫藥師！有一個情況可以被原諒，就是日治時期的藥師就叫藥劑師，所以你還在講藥劑師，那只好直接當你經歷過日治時代了。

路人：「藥劑師、藥師什麼的，聽得懂就好了啦！有什麼好生氣的？」

這就像把你的名字其中一個字永遠講錯或多加一個字一樣。陳小美，硬是要叫你陳小醜；王小明，硬是要叫你王八小明，就是不合理啊。所以請各位跟我一起唸藥師十次，下次不要再叫藥師「藥劑師」「先生」「小姐」或「欸」了。

看完整本書可以什麼都不記得，但這件事無論如何都想傳達給大家知道，所以再次重申而且硬是要放在最後。其他領域的藥師我沒做過，我就不替他們發言了，但醫院藥師這部分一定要強調：醫院藥師真的不是只有拿藥、問名字、發藥這麼簡單。為什麼這麼堅持？是因為認識的人當中，還是有非常多人覺得醫院藥師要做的事就跟包口罩一樣，根本不用動腦。

「如果處方有問題，我們沒看出來，病人出事情，我們也要負責。」

「處方又不是你們開的，關你們什麼事？而且你怎麼看得懂？」

我就開始腦溢血內傷，因為講也講不清。聰明的你，一定可以從前面幾篇的內容回答這些問題吧！

以下問題是藥師能夠幫你評估、解決的。

「藥師，我爸總共吃三十幾種藥，請幫我看看有沒有哪些藥是重複，或是不需要吃的？」

「藥師，我最近比較容易疲勞，請問跟我在吃的藥有關嗎？」

「藥師，可以幫我查看看這顆藥是什麼嗎？」

「藥師，飲料多買一杯，可以幫我喝嗎？」

## 藥師不是什麼藥都知道

民眾好像搞不清楚藥師到底會什麼、不會什麼。「我的藥裡面，黃色圓型上面寫L的是什麼藥？」

如果是我們醫院的藥，我還可能回答得出來，但如果是別處拿的藥，我不可能不查就知道。前面談藥物辨識有提過原因。（請見第二百七十頁。）

「你家有賣安保憶佳嗎？」「那是什麼東西？是保險方案嗎？」

「你不是藥師嗎？怎麼會不知道？執照怎麼考的？」

一個藥品至少會有三個名字：學名、英文商品名、中文商品名，還可能會有俗名、醫師習慣稱的名字、台灣人習慣唸的名字。以巧克力為例，它主要產生效果「滑順、衝腦、讓心情變好）的成分是可可，可可就像是藥品的學名，而出產巧克力的廠商像：Godiva、Royce’、m&m 的巧克力產品名稱都不一樣，然後到台灣又會再取一個中文商品名。

藥品也是同樣道理，主要成分的名字（學名）是寫在課本、我們讀書時唸的名字，之後工作就要記得它的商品名，而向民眾說明時又要講中文商品名，所以我們就要把這些記起來，記完醫院裡的品項後，世界上還有幾間藥廠有出相同成分的藥呢？那就還會有幾種不同的中、英文商品名。

所以隨便抽考一個中文商品名，我們知道的機率不高，特別是中文商品名，大部分藥師都記不起來。（以前在醫院，商品名講中文還會被組長罵，說你不專業。）因此不是只要是藥，藥師就都會知道，因為，全世界有很多種藥！

## 只當包藥機器無法生存

最後「醫院藥師等於包藥機器」這件事，讓我說說我的看法。首先「包藥機器」指的應該就是速度很快、不用思考、每天做重複事情的工具吧。

一開始上班，恨不得自己變成超級包藥機器。看到後面淹水、病人在罵、學長姊也在罵，我才沒空思考「當包藥機器悲不悲哀」這件事。等到我的速度變快，能夠同時配藥也讓腦子順利運轉，會發現，包藥機器根本無法在醫院生存。你試試看在醫院當一天包藥機器，絕對直接被學長姊推進焚化爐。我放空調劑的那一分鐘，問題處方絕對會剛好在那一分鐘跑出來，造化就是這麼弄人。

「未來的包藥機器速度快、又會思考，比人肉包藥機好多了，到時候藥師就會被取代了吧？」

不用等未來，現在就有電腦在幫忙思考了。醫師開處方時，各種藥物警示都會自動跳出來，電腦也會自己阻擋嚴重錯誤的處方，不過還是會有問題處方開出來，為什麼？

當警示跳出來時，比方說出現了：「此藥可能造成肌腱斷裂。」醫師要不要開？也許藥品在某些病人身上有高風險，但在利大於弊時還是必須使用，而一份處方中會有多少這類需要選擇是否利大於弊的時候？

很多。那每當這種需要抉擇的時候都要跳一個視窗出來，最後就跟色情網站的廣告視窗一樣，醫師恨不得把它們全部點掉！只是要開一個藥還可能會食指抽筋！

全部點掉後，開立處方資料傳送到藥局，藥師審核處方。

「醫師，病人對這個藥過敏。」

「有嗎？我沒有看到。」

「可能是被點掉了。」

這件事很常發生。甚至不用跳很多個視窗，也有可能會被點掉。

## 發揮專業才有意義

一份處方會被提醒的點很多，排除醫師疏忽點掉警示，到底哪些是重要的、哪些是可以直接點掉的？真的要麻煩能取代藥師的機器來回答了。未來應該會有比藥師更完美的機器人，可以審核醫師處方、有完善的警示功能、不會讓問題處方被開出來、調劑速度又比藥師快，讓之前的問題迎刃而解。好險我是藥師，我拿到機器人配給我的藥，我自己可以再審核一次。

至於那些一直恐嚇「藥師遲早會被取代啦！」「藥師只是人肉包藥機啦！」的朋友們，希望你們往後拿到機器人給的藥，藥品都是正確無誤的，因為沒人能再幫你檢查一次了。

結尾不能這樣放冷箭，趕快補寫。

對我來說，醫院藥師在醫院調劑、發藥的工作都很容易被取代，真正能發揮藥師專業的，就是做好處方評估、成為醫師最好的後盾，也許病人對手上正確的藥品感到理所當然，但它可能是經過藥師與醫師的溝通、修改後才到你手中的，我不知道大家會怎麼想，但我覺得這個工作很有意義。

用這句竄改《將太的壽司》的台詞當結尾，希望可以勉勵我自己與其他藥師學弟妹：「也許這只是你今天調劑幾百份處方裡的一份，但卻是這位病人的全部。」

# 藥學系學什麼

除了藥理學、藥劑學、生藥學……，永遠學不完的藥命人生。

作　　者　藥學系邊緣人
編　　輯　吳雅芳
校　　對　吳雅芳、藥學邊緣人
封面設計　吳靖玟
美術設計　劉錦堂、吳靖玟

發 行 人　程顯灝
總 編 輯　呂增娣
編　　輯　吳雅芳、洪瑋其
　　　　　藍匀廷
美術主編　劉錦堂
美術編輯　劉庭安
行銷總監　呂增慧
資深行銷　吳孟蓉
行銷企劃　羅詠馨

發 行 部　侯莉莉
財 務 部　許麗娟、陳美齡
印　　務　許丁財
出 版 者　四塊玉文創有限公司

總 代 理　三友圖書有限公司
地　　址　106台北市安和路二段二一三號九樓
電　　話　（02）2377-4155
傳　　真　（02）2377-4355
E-mail　service@sanyau.com.tw
郵政劃撥　05844889 三友圖書有限公司

總 經 銷　大和書報圖書股份有限公司
地　　址　新北市新莊區五工五路二號
電　　話　（02）8990-2588
傳　　真　（02）2299-7900

製版印刷　卡樂彩色製版印刷有限公司

初　　版　二〇二〇年八月
一版四刷　二〇二三年三月
定　　價　新台幣三四〇元
ISBN　978-986-5510-28-2（平裝）



國家圖書館出版品預行編目(CIP)資料

藥學系學什麼：除了藥理學、藥劑學、生藥學……，永遠學不完的藥命人生。/ 藥學系邊緣人作. -- 初版. -- 臺北市：四塊玉文創, 2020.08
面；　公分

ISBN 978-986-5510-28-2（平裝）

1.藥學教育 2.藥事執業 3.通俗作品

418.03　　　　109009134

SANYAU
http://www.ju-zi.com.tw
三友圖書
友直 友諒 友多聞

## 青春之旅

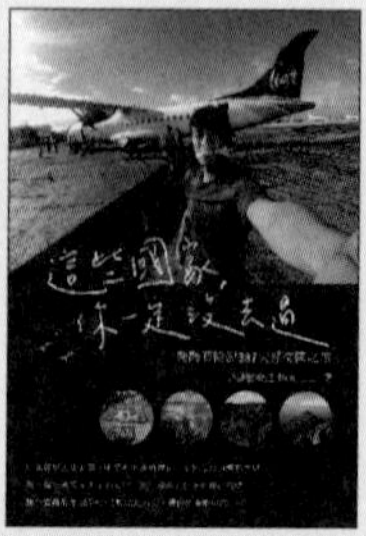


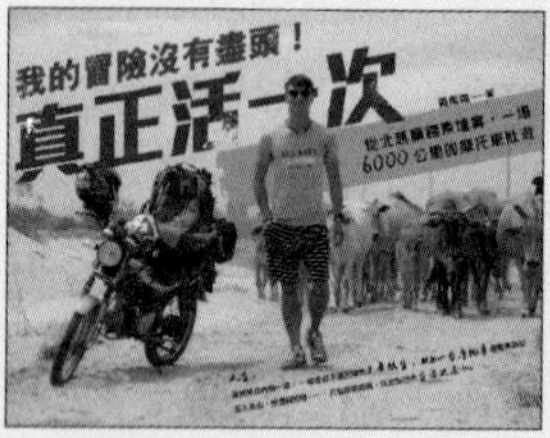


**① 這些國家，你一定沒去過**
**融融歷險記387天邦交國之旅**

融融歷險記 Ben 著／定價 360元

想一探異國精采多元的文化，想一窺遠方好友的神祕樣貌，讓作者融融用387天+1顆熱血的心，帶你繞著地球跑。

**② 真正活一次，我的冒險沒有盡頭！從北越橫跨柬埔寨，一場6000公里的摩托車壯遊**

黃禹森 著／定價 380元

「人生沒有白走的路，每一步都算數。」黃禹森帶著樂壇大師李宗盛的信念，用60天、35,000元、超過6,000公里路途，騎著一台摩托車，踏遍東南亞。

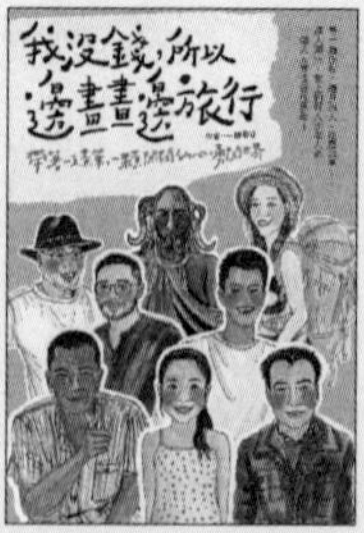


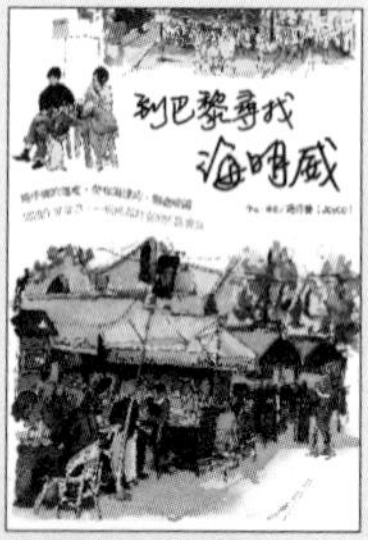


**③ 我沒錢，所以邊畫畫邊旅行**
**帶著一支畫筆，一顆開闊的心，勇闖世界**

陳柔安 著／定價 380元

帶著一支畫筆、一顆開闊的心，勇闖伊索比亞、蘇丹、新疆、北韓等多個國家，每一趟旅程中都讓作者深信，世上的好人比壞人多，一個人其實也能很勇敢！

**④ 到巴黎尋找海明威**
**用手繪的溫度，帶你逛書店、啜咖啡館、閱讀作家故事，一場跨越時空的巴黎饗宴**

羅彩菱 著／定價 380元

海明威說：「如果你夠幸運，在年輕時待過巴黎，那麼巴黎將永遠跟著你，因為巴黎是一席流動的饗宴。」跟著此書與文豪的足跡，探索不一樣的巴黎。

| 廣告回函 |
| --- |
| 台北郵局登記證 |
| 台北廣字第2780 號 |

地址：　　　縣/市　　　鄉/鎮/市/區　　　路/街

段　　巷　　弄　　號　　樓

SANYAU

# 三友圖書有限公司 收

SANYAU PUBLISHING CO., LTD.

106 台北市安和路2段213號4樓

SANYAU
三友圖書
讀書俱樂部

**「填妥本回函，寄回本社」，即可免費獲得好好刊。**

粉絲招募歡迎加入

臉書／痞客邦搜尋
「四塊玉文創／橘子文化／食為天文創
三友圖書－微胖男女編輯社」
加入將優先得到出版社提供的
相關優惠、新書活動等好康訊息。

四塊玉文創╳橘子文化╳食為天文創╳旗林文化
http://www.ju-zi.com.tw
https://www.facebook.com/comehomelife

親愛的讀者：

感謝您購買《藥學系學什麼：除了藥理學、藥劑學、生藥學……，永遠學不完的藥命人生。》一書，為感謝您對本書的支持與愛護，只要填妥本回函，並寄回本社，即可成為三友圖書會員，將定期提供新書資訊及各種優惠給您。

姓名 ______________________ 出生年月日 ______________________

電話 ______________________ E-mail ______________________

通訊地址 ______________________

臉書帳號 ______________________

部落格名稱 ______________________

**1** 年齡

□18歲以下 □19歲～25歲 □26歲～35歲 □36歲～45歲 □46歲～55歲
□56歲～65歲 □66歲～75歲 □76歲～85歲 □86歲以上

**2** 職業

□軍公教 □工 □商 □自由業 □服務業 □農林漁牧業 □家管 □學生
□其他 ______________________

**3** 您從何處購得本書？

□博客來 □金石堂網書 □讀冊 □誠品網書 □其他 ______________________
□實體書店 ______________________

**4** 您從何處得知本書？

□博客來 □金石堂網書 □讀冊 □誠品網書 □其他 ______________________
□實體書店 ____________ □ FB（四塊玉文創 / 橘子文化 / 食為天文創 三友圖書 - 微胖男女編輯社）
□好好刊（雙月刊） □朋友推薦 □廣播媒體

**5** 您購買本書的因素有哪些？（可複選）

□作者 □內容 □圖片 □版面編排 □其他 ______________________

**6** 您覺得本書的封面設計如何？

□非常滿意 □滿意 □普通 □很差 □其他 ______________________

**7** 非常感謝您購買此書，您還對哪些主題有興趣？（可複選）

□中西食譜 □點心烘焙 □飲品類 □旅遊 □養生保健 □瘦身美妝 □手作 □寵物
□商業理財 □心靈療癒 □小說 □其他 ______________________

**8** 您每個月的購書預算為多少金額？

□1,000元以下 □1,001～2,000元 □2,001～3,000元 □3,001～4,000元
□4,001～5,000元 □5,001元以上

**9** 若出版的書籍搭配贈品活動，您比較喜歡哪一類型的贈品？（可選2種）

□食品調味類 □鍋具類 □家電用品類 □書籍類 □生活用品類 □DIY手作類
□交通票券類 □展演活動票券類 □其他 ______________________

**10** 您認為本書尚需改進之處？以及對我們的意見？

______________________

**感謝您的填寫，**
**您寶貴的建議是我們進步的動力！**